Lemmer
Chronopharmakologie

Chrono-
pharmakologie

Tagesrhythmen und Arzneimittelwirkung

Björn Lemmer, Mannheim

Mit 187 Abbildungen und 22 Tabellen

3., völlig neu bearbeitete Auflage

 Wissenschaftliche Verlagsgesellschaft mbH Stuttgart

Anschrift
Prof. Dr. med. Dr. h.c. Björn Lemmer
Institut für Pharmakologie und Toxikologie
Fakultät für Klinische Medizin Mannheim
Maybachstr. 14–16
68169 Mannheim

Bibliografische Information der Deutschen Bibliothek
Die Deutsche Bibliothek verzeichnet diese Publikation in der Deutschen Nationalbibliografie; detaillierte bibliografische Daten sind im Internet unter http://dnb.ddb.de abrufbar.

ISBN 3-8047-1304-1

© 2004 Wissenschaftliche Verlagsgesellschaft mbH Stuttgart
Birkenwaldstr. 44, 70191 Stuttgart
Printed in Germany
Satz: primustype Robert Hurler GmbH, Notzingen
Druck und Bindung: Kösel, Kempten
Umschlaggestaltung: Atelier Schäfer, Esslingen

Vorwort zur 3. Auflage

In den vergangenen Jahren hat die Forschung in der Chronobiologie einen ungeheueren Aufschwung erlebt. Nicht nur sind „Uhrengene" bei den verschiedensten Spezies wie der Fruchtfliege *Drosophila melanogaster,* dem Schleimpilz *Neurospora grassa,* dem Goldhamster, der Maus und der Ratte nachgewiesen worden, auch beim Menschen konnte die Existenz solcher Uhrengene – sogar in peripheren Organen wie Haut und Schleimhaut – gezeigt werden. Immer genauer erlangen wir Einblick in die Regulationsmechanismen, die für die Steuerung circadianer Rhythmen verantwortlich sind. Erstaunlich ist auch, wie groß die Ähnlichkeit der circadianen Regulationsprozesse zwischen den verschiedenen Spezies ist. Neben dem rhythmischen Auf- und Abbau von Uhrengenen werden auch andere Gene, die primär mit der inneren Uhr nichts zu tun haben, circadian rhythmisch reguliert, so 8–10 % aller Gene in Leber- und Herzgewebe der Maus. Circadian-rhythmische Prozesse sind essenzielle Bestandteile des Lebens, dies gilt für den Einzeller bis hin zum Menschen. Veränderungen in biologischen Rhythmen können Krankheitssymptome sein, bei der fatalen familiären Insomnie geht ein Verlöschen biologischer Rhythmen, z. B. im Herz-Kreislauf-System und in hormonellen Parametern, dem Tod des Patienten voraus.

Neben der molekularbiologischen Erforschung circadianer Rhythmen haben Beobachtungen über Genmutationen in Uhrengenen, die z. B. zu Schlafstörungen beim Menschen führen können, und tierxperimentelle Studien an Nagern, bei denen Gene entfernt oder inaktiviert wurden („knock-out Tiere"), unsere Kenntnisse über die Auswirkungen des normalen bzw. gestörten circadianen Uhrenapparates für den gesamten Organismus erweitert. Dies konnte natürlich nicht ohne Auswirkung auf die klinische Forschung sein, was sowohl die Diagnostik von Erkrankungen als auch ihre Pharmakotherapie umfasst, wie in dem Buch dargelegt wird. Erfreulich ist auch, dass die Berücksichtigung rhythmischer Prozesse, seien sie nun circadian, d. h. durch innere Uhren gesteuert, oder sog. 24-Stunden-Rhythmen, bei denen der Beitrag der inneren Uhren nicht sicher bekannt ist, Eingang gefunden hat in nationale und internationale Richtlininien zur Diagnose und Behandlung von Erkrankungen, so beim Asthma bronchiale. Auch im Bereich der Schmerzbehandlung, allergischer Reaktionen, der Therapie mit Zytostatika, der Hypertonie und der koronaren Herzerkrankung, psychiatrischer Erkrankungen, sowie in der Pharmakokinetik werden heute diese Rhythmen berücksichtigt, wenn auch noch nicht in dem Maße, wie man es von der Grundlagenforschung her wünschen würde. In der Reisemedizin besteht nach Flugreisen über mehrere Zeitzonen heute kein Zweifel an der bedeutsamen Rolle der durch die schnelle Zeitzonenüberschreitung bedingten Störung innerer Uhren für die Jetlag-Symptomatik. Ja, Fluggesellschaften wie die Lufthansa beziehen diese Erkenntnisse in ihren Dienstplan für das fliegende Personal mit ein.

Ich hoffe, mit diesem Buch das Interesse an den inneren Uhren und ihrer Bedeutung für die biomedizinische Forschung und die angewandte Chronopharmakologie weiter zu fördern. Gerade in der Medizin scheint mir die Beachtung biologischer Rhythmen einen Beitrag zu einer „natürlicheren" Pharmakotherapie leisten zu können.

Nicht ohne Grund habe ich zahlreiche historische Beobachtungen zu rhythmischen Phänomenen, die seit dem 17. Jahrhundert beschrieben wurden, in das Buch aufgenommen. Sie sollen verdeutlichen, dass wir nicht nur auf den Schultern unserer Vorväter stehen, sondern darüber hinaus den Bezug zwischen biologischen Rhythmen und den Künsten verdeutlichen, da auch die Medizin, trotz aller wissenschaftlichen Rationalität, eine Kunst ist, wie schon Hufeland in seinem 1797 erschienen Buch „Die Kunst das menschliche Leben zu verlängern" im Titel deutlich machte.

Ich danke der Wissenschaftlichen Verlagsgesellschaft für ihr Engagement bei der Erstellung des Buches.

Mannheim, im Frühjahr 2004   Björn Lemmer

Inhalt

1.
Einleitung

Leben ist ohne den Begriff der Zeit nicht denkbar. Will man die physiologische Seite der Zeit in ihren Erscheinungen erfassen, müssen die zeitbedingten Prozesse und die Signale, die die Zeit in bestimmte Abschnitte zergliedern, charakterisiert werden.

Ein herausragendes Merkmal der belebten und unbelebten Natur ist ihre rhythmische Ordnung. Zeit erfahren wir tagtäglich vor allem durch den stetigen Wechsel von Licht und Dunkelheit und von Aktivität und Ruhe. Bei diesen Betrachtungen spielt der Wechsel zwischen Tag und Nacht bzw. zwischen Licht und Dunkel als Bezugsgröße eine überragende Rolle. Die Wahrnehmung und Erfahrung dieses grundlegenden Rhythmus in der Natur hat die Menschheitsgeschichte von Anbeginn geprägt, hat Leben und Überleben beeinflusst, ist grundlegender Bestandteil der menschlichen Geschichte und aller Religionen. Kein Ereignis hat tiefgreifendere Spuren in der Menschheitsgeschichte hinterlassen. So beginnt auch das Alte Testament im 1. Buch Moses, Kapitel 1, mit der Schaffung von Tag und Nacht, wiedergegeben auch in der Weltchronik 1493 (s. Abb. 1.1) von Hartmann Schedel [1]:

Diese grundlegende „Umweltbedingung" hat sich allen Lebewesen – vom Einzeller, über Pflanze, Tier und Mensch – tief eingeprägt und in der Onto- und Phylogenese alle Lebensvorgänge beeinflusst. Dies hat dazu geführt, dass ein generelles Prinzip des Le-

Vom werck des erste tags

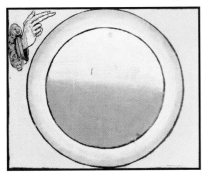

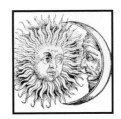

Und got sprach. Es werd das liecht.
un das liecht is worde. un got sahe
das liecht das es gut wer un teylet
das liecht vo de finsternussen. un nennet
das liecht den tag un die finsternus die nacht.

Abb. 1.1: Entstehen von Tag und Nacht. Aus Lit. [1].

bens auf der Erde die Entwicklung von „inneren Uhren" geworden ist, deren antizipatorischer Charakter für Leben und Überleben von Spezies und Individuen beigetragen haben. Nur der Organismus, der antizipierte, was am nächsten Morgen oder am nächsten Abend für ein Überleben notwendig war, hatte die Chance, auch zu überleben. In den letzten Jahren haben wir viele Details über die Genetik und die Regulationsmechanismen der „inneren Uhren" gelernt, die außerordentliche Analogie zwischen den verschiedensten Lebewesen ist faszinierend.

Dass auch beim Menschen physiologische Funktionen periodischen Veränderungen unterliegen, wird den meisten Menschen erst bewusst, wenn Störungen in diesen Rhythmen auftreten. Auch unser soziales Leben ist in der Regel ebenfalls durch einen 24-Stunden-Rhythmus geprägt.

Rhythmische Abläufe finden sich jedoch nicht nur im Bereich unserer Umwelt, auch physikalische, chemische und biologische Prozesse sind periodisch organisiert. Rhythmische Veränderungen lassen sich auf der Ebene der Atome nachweisen, Atomuhren erlauben uns die fast objektive Messung der Zeit, wie uns „Quarzuhren" einprägsam vor Augen führen. Rhythmen finden sich vom Einzeller bis hin zu komplexen multizellulären Organismen des Pflanzen- und Tierreiches und des Menschen. Die Frequenzen der in der Natur vorkommenden Rhythmen sind in nahezu jedem Zeitbereich angesiedelt.

Es gibt biologische Rhythmen mit einer Frequenz von:
- Millisekunden (z. B. neuronale Entladungen)
- Sekunden (Herzfrequenz, Wellen der elektrischen Aktivität des Gehirns)
- Mehreren Sekunden (Atemfrequenz)
- Minuten bis Stunden (pulsatile Hormonfreisetzung)
- Einem Tag (circadiane Rhythmen; circa = etwa, dies = Tag)
- Einem Monat (circamensuelle Rhythmen)
- Einem Jahr (saisonale Rhythmen, circaannuale Rhythmen)

Der offensichtlichste Rhythmus in unserer Umwelt, der durch die Rotation unseres Planeten um seine zentrale Achse bedingte Wechsel zwischen Tag und Nacht, scheint den bekanntesten Rhythmus, den circadianen Rhythmus, geprägt zu haben.

Vor mehr als 200 Jahren wurde bereits spekuliert, in wieweit die offensichtliche Rhythmik im Ablauf der Umwelt, von Tag und Nacht und der Jahreszeiten Auslöser unserer eigenen Rhythmen ist oder körpereigene, sog. endogene Rhythmen hierfür verantwortlich sind. Während die moderne molekularbiologische Forschung überzeugende Beweise für den endogenen Charakter der Rhythmen erbracht hat, sollte daran erinnert werden, dass bereits Murat 1806 schrieb *„La phénomène périodique le plus remarquable parmi les fonctions physiologiques, et qui coincide le mieux avec les succession constante du jour et de la nuit .., c'est le retour alternatif du sommeil et de la veille. Cette fonction n'appartient pas aux phénomènes du périodisme physique, mais elle s'en rapproche, si la cause qui fait naitre ne réside point en nous: l existe donc une cause, qui oblige le principe de vie de répéter les actes alternatifs de sommeil et de la veille."* [2] Und wenig später spricht J.J. Virey im Jahre 1814 in seiner Dissertationsarbeit (s. Abb. 1.2), die er der Medizinischen Fakultät von Paris vorlegt, von einer *„sorte*

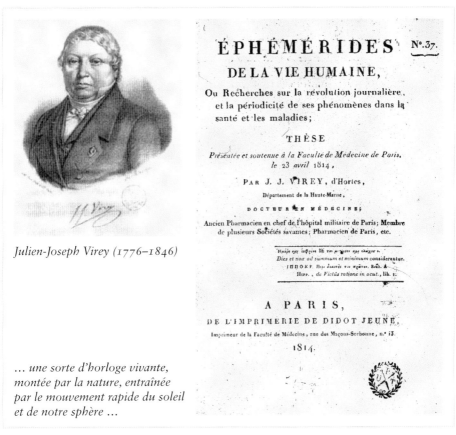

Julien-Joseph Virey (1776–1846)

... une sorte d'horloge vivante, montée par la nature, entraînée par le mouvement rapide du soleil et de notre sphère ...

Abb. 1.2: Titel der Dissertationsarbeit von J.J. Virey aus dem Jahre 1814.

d'horloge vivante, montée par la nature" [3]. Beide Autoren nehmen also aufgrund ihrer Beobachtungen und scharfen Analyse ihrer Ergebnisse die Folgerungen der molekularbiologischen Forschung vorweg.

1.1. Die innere Uhr

Wir wissen heute, dass circadiane Rhythmen von ihrer Natur her endogen sind und durch biologische Uhren (innere Uhren), exprimiert durch Uhrengene (s. u.), angetrieben werden. Circadiane Rhythmen bestehen auch unter Bedingungen fort, unter denen Zeitgeber der inneren Uhren (s. Abb. 1.3) wegfallen (sog. Freilauf), wie der Wechsel von Licht und Dunkelheit, Mahlzeiten, körperliche Aktivität und soziale Faktoren. Das Weiterbestehen endogener Rhythmen wurde beim Menschen durch Isolationsexperimente in Bunkern und Höhlen gezeigt.

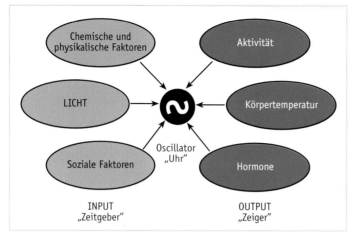

Abb. 1.3: Schematische Darstellung der Interaktion zwischen innerer Uhr, Zeitgebern und den durch die Uhr beeinflussten körpereigenen Systemen, die die Zeiger der Uhr darstellen.

Der Begriff Zeitgeber wurde von J. Aschoff [4] geprägt und in den internationalen wissenschaftlichen Sprachgebrauch übernommen. Die Tab. 1.1 zeigt eine Zusammenstellung, wie amerikanische Biologie-Studenten den Terminus Zeitgeber geschrieben haben, eine Zusammenstellung J. Aschoff zu seinem 70. Geburtstag gewidmet. Aschoff und seine Arbeitsgruppe haben wesentliche Beiträge zur Entdeckung, Beschreibung und Organisation circadianer Rhythmen geleistet [56].

Unsere inneren Uhren gehen von Natur aus „falsch", da sie in der Regel mit einem 25-Stunden-Tag laufen, der dann unter Freilaufbedingungen nachweisbar ist (s. Abb. 1.4). Es ist somit die Aufgabe der Zeitgeber, die inneren Uhren auf den geophysikalischen 24-Stunden-Tag zu synchronisieren.

Die endogenen Rhythmen werden daher nach einem Vorschlag von Halberg [8] als circadiane (lat.: circa = etwa, dies = Tag) bezeichnet. Es sei jedoch angemerkt, dass der Ausdruck circadian nicht immer in seiner korrekten Bedeutung – als durch innere Uhren gesteuert – verwendet wird. Die meisten Rhythmen z. B. beim Menschen sind nie unter Freilaufbedingungen, z. B. im Isolationsbunker ohne äußere Zeitgeber, unter-

Tab. 1.1: 32 alternative Schreibweisen, wie amerikanische Biologiestudenten den Begriff Zeitgeber geschrieben haben. J. Aschoff zum 70. Geburtstag gewidmet.

Zeitgers	Zeitgeibers	Zetgerbers
Zeightgebers	Zeitgeists	Zetgiebers
Zeitagibers	Zeitgerbers	Zetibergs
Zeitberge	Zeitgerers	Zetibers
Zeitebergers	Zeitgiberg	Zetiebers
Zeitegebers	Zeitgliberg	Zetigebegers
Zeitengebers	Zeitibergs	Zetigebers
Zeiterbars	Zeitigebers	Zietbergurs
Zeiterberg	Zeitinburgers	Zietgeibers
Zeiterbers	Zetebergers	Zietgieters
Zeiterburgs	Zetegebers	Zitegers

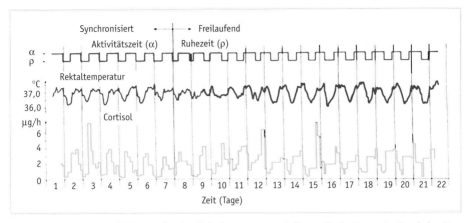

Abb. 1.4: Rhythmen in Aktivität und Ruhe, Rektaltemperatur und Plasma-Cortisolkonzentration beim Menschen unter Synchronisation und unter Freilaufbedingungen (nach Lit. [7]). Unter Freilaufbedingungen ist deutlich die Verlängerung der Periodendauer mit Verschiebung des Maximums festzustellen.

sucht worden. Solche Rhythmen, deren endogene Komponente nicht bekannt ist, sollten daher korrekterweise als 24-Stunden-Rhythmen oder Tagesrhythmen bezeichnet werden. Vor allem Kliniker verwenden den Ausdruck circadian jedoch meist in seiner allgemeinen Form.

Inwieweit einzelne mit einem Tagesrhythmus ablaufende Phänomene bzw. physiologische Funktionen unmittelbar von Einflüssen der Umwelt abhängig sind oder inwieweit es sich um sogenannte endogene Rhythmen handelt, ist wie bereits erwähnt, im Einzelfall nicht immer zu entscheiden. Die Tatsache, dass ein Phänomen zyklisch abläuft, lässt nicht den Schluss auf einen endogenen Rhythmus zu. So können bei Mensch und Tier die während eines Tages immer zum gleichen Zeitpunkt eingenommenen Mahlzeiten oder die nächtliche Nahrungsaufnahme bei Ratten und Mäusen einen 24-Stunden-Rhythmus in der Resorption von Substanzen über den Magen-Darm-Trakt aufweisen, der bei Änderung des Zeitpunktes der Nahrungsaufnahme verschwindet. Auf Beispiele solcher rein exogener Rhythmen wird später eingegangen werden. Andere Rhythmen wie Schwankungen in der Körpertemperatur und im Schlaf-Wach-Rhythmus bleiben jedoch erhalten, auch wenn bekannte äußere Synchronisationsfaktoren wie der Wechsel zwischen Tag und Nacht, Informationen über die Tageszeit oder soziale Kontakte fortfallen. Sie sind somit echte circadiane Rhythmen. Dies hat Aschoff und seine Arbeitsgruppe (z. B. Lit. [4], [5], [6], [7]) in vielen Untersuchungen am Menschen überzeugend dokumentiert. In Experimenten an Freiwilligen, die bis zu mehreren Wochen isoliert von allen Zeitgebern aus der Umwelt in einer Isolierkammer lebten, konnte er nachweisen, dass die Körpertemperatur und der subjektiv von den Probanden eingehaltene Wechsel in körperlicher Aktivität und Ruhe in ihren Rhythmen freiliefen [11] (s. Abb. 1.5). Dabei wichen die Frequenzen dieser Rhythmen nicht nur gering nach unten oder oben von einem exakten 24-Stunden-Rhythmus ab, es trat auch das Phänomen der internen Desynchronisation auf. Darunter versteht man, dass vorher phasensynchron laufende Rhythmen wie die Körpertemperatur und der Schlaf-Wach-Rhythmus bei Freilaufen dieser Rhythmen plötzlich mit unterschiedlichen Frequenzen

weiterlaufen, so dass beispielsweise der Schlaf-Wach-Rhythmus bei einzelnen Probanden mit einer Frequenz von 34 Stunden verlängert oder auf 18 Stunden verkürzt wurde,
während der Temperaturrhythmus bei einer Frequenz von etwa 24,8 Stunden konstant
blieb.

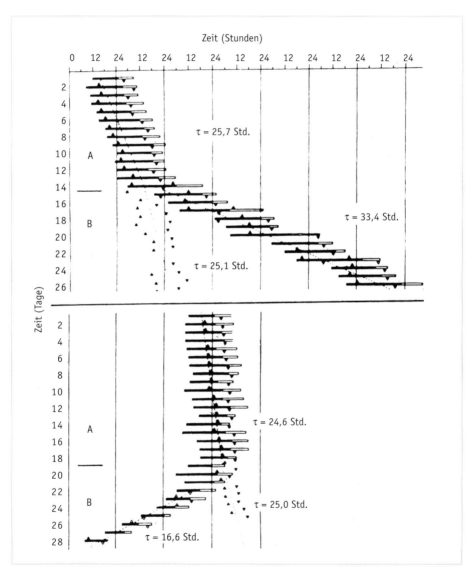

Abb. 1.5: Circadiane Rhythmen in Aktivität und Ruhe (schwarze und weiße Balken) sowie in der Rektaltemperatur (Dreiecke über und unter den Balken für die Maxima und Minima) bei zwei Versuchspersonen, die einzeln in
der Isolationskammer unter konstanten Bedingungen gelebt haben. Abschnitt A: interne Synchronisation; Abschnitt B: interne Desynchronisation; τ; = circadiane Periode. Aus Lit. [11].

Aus Tierexperimenten ist bekannt, dass sich auch Wochen nach Umkehr der Licht-Dunkel-Verhältnisse einige Rhythmen z. B. in der Aktivität einzelner Enzyme der Rattenleber nicht umsynchronisieren lassen [9]. Auch Tumorzellen, wie bei Mäusen gezeigt, können sogenannte anarche Rhythmen aufweisen, die sich nicht umsynchronisieren lassen [10].

Mathematisch charakterisieren lässt sich ein Rhythmus – sowohl endogen als auch rein exogen – durch die Periodendauer (τ), die bei circadianen Rhythmen etwa 24 Stunden beträgt, die Größe der Amplitude um den angepassten 24-Stunden-Mittelwert (Mesor = midline estimated statistic of rhythm), und die zeitliche Lage von Maximum (Acrophase) und Minimum (Bathyphase) des Rhythmus. Da viele biologische Rhythmen keine reinen Cosinusfunktionen sind, werden häufig mehrere harmonische Oberschwingungen an die Daten angepasst. Eine allgemeine, häufig benutzte Funktion ist:

$$y = Mesor + \sum_{i=1}^{n} \left(Amplitude_i \cdot \cos \left((x - Acrophase_i) \cdot \frac{2\pi}{\tau / i} \right) \right)$$

wobei n die Anzahl der Schwingungen ist (siehe Lit. [12–14]).

1.2. Uhrengene

Wir wissen heute, dass innere Uhren im zentralen Nervensystem lokalisiert sind. Circadiane Uhren sind genetisch determiniert, Uhrengene konnten u. a. bei der Fruchtfliege *Drosophila melanogaster* (period), dem Schleimpilz *Neurospora crassa* (frequency, frq), dem Goldhamster (tau) und der Maus (clock) nachgewiesen werden.

Beim Menschen sind kürzlich Uhrengene (hPer1, hBmal1) in Haut und Schleimhaut nachgewiesen worden [15], die rhythmisch exprimiert werden (s. Abb. 1.6). Damit wird deutlich, dass jede Zelle über Uhrengene verfügt, die zentral steuernde Hauptuhr ist allerdings im zentralen Nervensystem, am Boden des 3. Ventrikels, im *Nucleus suprachiasmaticus*, lokalisiert (s. Abb. 1.7).

Kürzlich wurde nachgewiesen, dass ca. 8–10 % aller Gene circadian reguliert werden [16]. Dies bestätigt erneut die außerordentliche rhythmische Organisation aller Steuerungsprozesse des Lebens, die selbstverständlich eine Rhythmik in der Pharmakotherapie nachsichziehen muss.

Der Mensch misst also die Zeit mit seinen, im zentralen Nervensystem lokalisierten inneren Uhren (s. Abb. 1.7).

Jedoch stimmt unsere subjektive Erfahrung von Zeit häufig nicht mit der objektiven Zeit überein, eine Beobachtung, die Augustinus bereits im 4. Jahrhundert in seinen Confessiones [17] festgehalten hat:

"Quid est ergo tempus? Si nemo ex me quaerat scio; si quaerenti explicare velim, nescio."[17]

(Was also ist die Zeit? Wenn es mich niemand fragt, weiß ich es; wenn ich es einem Fragenden erklären soll, weiß ich es nicht.)

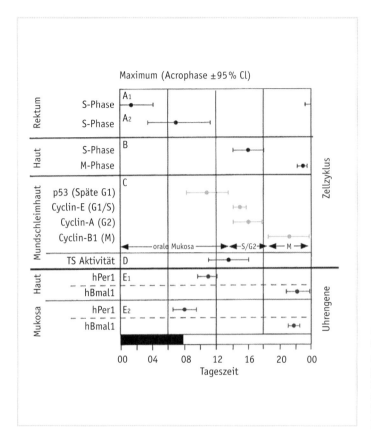

Abb. 1.6: Zeitliche Strukturierung des Zellzyklus, der Zellteilungsphasen, der Cycline und der Uhrengene in Haut und Schleimhaut des Menschen. Nach Lit. [15].

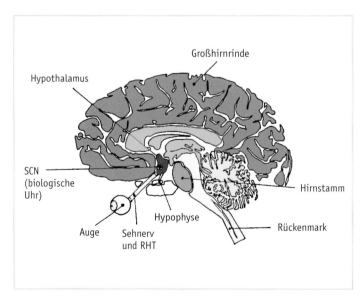

Abb. 1.7: Lokalisation der „Hauptuhr" im zentralen Nervensystem von Säugern, im *Nucleus suprachiasmaticus* (SCN) des Hypothalamus.

1.3. Chronobiologie

Obwohl periodische Veränderungen in physiologischen Prozessen seit langem bekannt sind (s. u.), hat sich erst in den letzten fünf Jahrzehnten einer neuer Wissenschaftszweig, die Chronobiologie, herauskristallisiert, der mit wissenschaftlichen Methoden einschließlich der Molekularbiologie versucht, rhythmische Phänomene zu erfassen und zu analysieren. Hierzu sind in den letzten Jahren eine Fülle von Daten an Einzellern, Pflanzen, Pilzen, Fliegen, Nagern und dem Menschen beschrieben worden. Dieses Buch beschränkt sich im Wesentlichen auf Befunde bei Nagern und beim Menschen, mit dem Schwerpunkt auf 24-Stunden bzw. circadiane Rhythmen.

In der Abbildung 1.8 sind chronobiologische Daten wiedergegeben, die bei 13 jungen, gesunden Männern erhoben wurden [18], und die zeigen, dass die verschiedensten Körperfunktionen des Menschen, Bestandteile, die im Serum und Urin gemessen werden können, ebenfalls rhythmischen Veränderungen innerhalb von 24 Stunden aufweisen. Rhythmen existieren im Blutdruck und Puls, der Körpertemperatur, der Durchblutung von Organen, den Funktionen von Lunge, Leber und Nieren, in den Konzentrationen von Hormonen (z. B. Cortisol, Adrenalin, Insulin, Schilddrüsenhormon, Melatonin) und Elektrolyten sowie weiteren Bestandteilen des Blutes und in der Zahl der verschiedenen Blutzellen, wie im Folgenden noch gezeigt werden wird.

Die Bildung der Magensäure unterliegt ebenfalls einer ausgeprägten Tagesrhythmik, was u. a. für die Resorption von Pharmaka von Bedeutung ist. Solche Rhythmen lassen sich bis auf die Ebene der genetischen Information (z. B. DNA-Synthese, Mitoserate), der Enzymaktivitäten und der Übertragung von Signalübertragungsprozessen zwischen den Zellen nachweisen (Übersichten siehe Lit. [19], [20], [21], [22]).

Es wurde bereits darauf hingewiesen, dass zyklischen Abläufen in physiologischen Funktionen offensichtlich eine große Rolle in der Synchronisation des gesamten Organismus zukommen, die somit auch der Aufrechterhaltung von Wohlbefinden und Gesundheit dienen. Damit kommt solchen Rhythmen auch eine Bedeutung zu, wenn Lebensgewohnheiten umgestellt werden müssen, z. B. beim Schichtarbeiter (z. B. Lit. [23], [24]) oder wenn sich Umweltbedingungen ändern, wie beim Ost-West- und West-Ost-Flug über mehrere Zeitzonen (s. Kapitel 12). Inwieweit bei Schichtarbeitern oder dem fliegenden Personal aufgrund der Änderung der physiologischen Rhythmen dieser Personen die Wirkungen von Arzneimitteln beeinflusst werden bzw. inwieweit Arzneimittel den Prozess der Synchronisation und Resynchronisation solcher Rhythmen modifizieren können, ist bisher noch kaum untersucht worden.

1.4. Rhythmen am Beginn und Ende des Lebens

Dass solche rhythmischen Phänomene Bedeutung für das Leben und Überleben, für Gesundheit und Krankheit des Menschen haben können, ist ebenfalls in zahlreichen Studien der letzten Jahre nachgewiesen worden. Dies gilt sowohl für den Beginn (Geburten, s. 1.9, 1.10), Mitte (s. Abb. 1.8) als auch das Ende des Lebens (Tod, s. Abb. 1.11, 1.12).

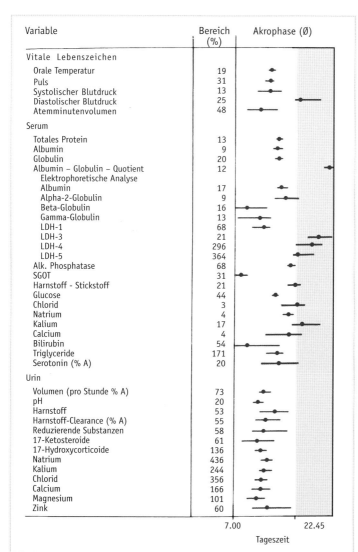

Variable	Bereich (%)	Akrophase (Ø)
Vitale Lebenszeichen		
Orale Temperatur	19	
Puls	31	
Systolischer Blutdruck	13	
Diastolischer Blutdruck	25	
Atemminutenvolumen	48	
Serum		
Totales Protein	13	
Albumin	9	
Globulin	20	
Albumin – Globulin – Quotient	12	
Elektrophoretische Analyse		
Albumin	17	
Alpha-2-Globulin	9	
Beta-Globulin	16	
Gamma-Globulin	13	
LDH-1	68	
LDH-3	21	
LDH-4	296	
LDH-5	364	
Alk. Phosphatase	68	
SGOT	31	
Harnstoff - Stickstoff	21	
Glucose	44	
Chlorid	3	
Natrium	4	
Kalium	17	
Calcium	4	
Bilirubin	54	
Triglyceride	171	
Serotonin (% A)	20	
Urin		
Volumen (pro Stunde % A)	73	
pH	20	
Harnstoff	53	
Harnstoff-Clearance (% A)	55	
Reduzierende Substanzen	58	
17-Ketosteroide	61	
17-Hydroxycorticoide	136	
Natrium	436	
Kalium	244	
Chlorid	356	
Calcium	166	
Magnesium	101	
Zink	60	

7.00   22.45

Tageszeit

Abb. 1.8: Chronobiologische Daten bei 13 jungen, gesunden männlichen Freiwilligen. % Bereich = Änderung vom niedrigsten (= 100 %) zum höchsten Wert des Rhythmus. Akrophase = Zeitpunkt des Maximums des Rhythmus ± 95 % Vertrauensgrenzen, körperliche Aktivität von 7.00 bis 22.45 Uhr. Nach Lit. [18].

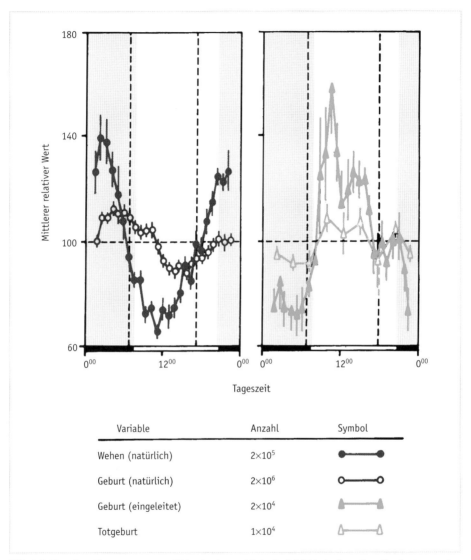

Variable	Anzahl	Symbol
Wehen (natürlich)	2×10^5	
Geburt (natürlich)	2×10^6	
Geburt (eingeleitet)	2×10^4	
Totgeburt	1×10^4	

Abb. 1.9: Circadiane Chronogramme von Wehenbeginn und Geburtseintritt beim Menschen. Der Beginn spontaner Wehen und die natürlichen Geburten treten häufiger zwischen Mitternacht und 6 Uhr morgens auf, eingeleitete Geburten und Totgeburten haben ihr Maximum am späten Morgen (nach Lit. [25]).

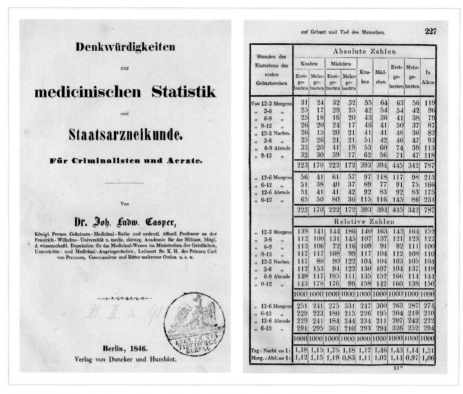

Abb. 1.10: Tabelle der tageszeitlichen Geburten in Berlin, aus Lit. [26].

Während der natürliche Eintritt der Wehen und die natürlichen Geburten ein Häufigkeitsmaximum zwischen Mitternacht und 6 Uhr morgens haben, zeigen medizinisch eingeleitete Geburten ein Häufigkeitsmaximum am späten Morgen (s. Abb. 1.9)

Schon in der Mitte des 19. Jahrhunderts hat Casper [26] in Berlin umfangreiche Tabellen über das zeitliche Auftreten von Geburten und Todesfällen publiziert, Auszüge sind in den Abbildungen 1.10 und 1.12 wiedergegeben.

Auch der Tod tritt überwiegend in den späten nächtlichen Stunden bzw. frühen Morgenstunden auf und ist im Winter häufiger als im Sommer (s. Abb. 1.11). Daher verhalten sich die jahreszeitlichen Rhythmen in der nördlichen und südlichen Hemisphäre spiegelbildlich zu einander (s. Abb. 1.11).

Auch zum Tageszeitpunkt des Eintritts des Todes bei den verschiedensten Erkrankungen hat Casper [26] in der Mitte des 19. Jahrhunderts Sterbetabellen aus Berlin veröffentlicht (s. Abb. 1.12).

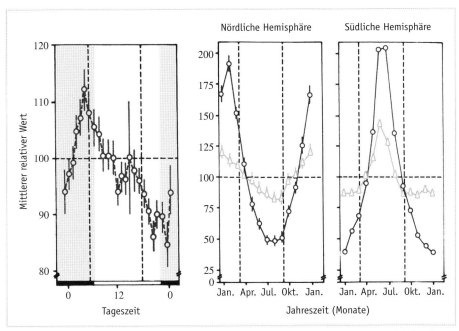

Nördliche Hemisphäre   Südliche Hemisphäre

Mittlerer relativer Wert

Tageszeit

Jahreszeit (Monate)

Abb. 1.11: Tagesrhythmik in der Mortalität beim Menschen (links über 432 000 Fälle), und jährliche Chronogramme (rechts) von Todesfällen auf Grund respiratorischer (blau, über 140 000 Fälle) oder kardiovaskulärer Ursachen (gelb, über 420 000 Fälle). Nach Lit. [25].

Abb. 1.12: Tagesrhythmik in Todesfällen in Berlin, Lit. [26].

13

1.5. Chronopharmakologie

In Medizin, Pharmakologie und Pharmazie wird im Allgemeinen stillschweigend von einer homöostatischen Hypothese ausgegangen, die annimmt, dass die pharmakologischen (pharmakodynamischen und pharmakokinetischen), therapeutischen, aber auch die toxischen Wirkungen eines Arzneimittels zu jedem beliebigen Zeitpunkt der Applikation des Pharmakons konstant seien, also unabhängig vom Applikationszeitpunkt innerhalb von 24 Stunden eines Tages, unabhängig vom Tag der Applikation eines Monats und auch unabhängig von der Jahreszeit. Schon Virey [3] erwähnte in seiner Dissertationsarbeit, dass Medikamente wie Hypnotika, Narkotika und Opiate nicht zu jeder Tageszeit gleichermaßen indiziert seien.

Rheumatische Erkrankungen

p 189 ■ Abendliche Einnahme von NSAR bei Morgensteifigkeit

p 209 ■ morgendliche Einnahme von Glucocorticoiden

Depressionen

p 309 ■ Lithium verlängert circadiane Rhythmik physiologischer Funktionen

Hypertonie

p 422 ■ Antihypertensiva morgens wegen circadianem Rhythmus im Blutdruck

p 443 ■ Bei Schwangerschaft veränderter circadianer Rhythmus im Blutdruck, hoher Druck v.a. abends und nachts

Asthma bronchiale

p 603 ■ Tag-Nacht-Rhythmik in FEV_1 bei Einteilung des Schweregrades

■ Symptome v.a. nachts und am frühen Morgen

p 610 ■ Langwirkende β-Mimetika bei nächtlichem Asthma

■ Theophyllin Einmaldosis abends bei nächtlichem Asthma

Peptisches Ulcus

p 646 ■ H_2-Blocker abends (nocte)

Fettstoffwechselstörungen

p 778 ■ Statine abends geben

M. Addison

p 823 ■ Bei Corticoid-Substitution Cortisol-Rhythmik beachten

p 824 ■ Hydrocortison circadian dosieren

p 829 ■ Circadiane Dosierungsschemata

Hypophysenvorderlappeninsuffizienz

p 869 ■ Hydrocortison circadian dosieren

Abb. 1.13: Hinweise der Arzneimittelkommission der deutschen Ärzteschaft – in Arzneiverordnungen 2003 [27] –, dass die Tagesrhythmik bei der Verordnung von Medikamenten zu berücksichtigen ist. (Zusammenstellung durch B.L.)

Es soll im Folgenden an einigen Beispielen aus der Human- und Tierpharmakologie gezeigt werden, dass die homöostatische Hypothese der Arzneimittelwirkung vielfach widerlegt worden ist. Damit hat sich aufbauend auf den chronobiologischen Befunden vor allem in jüngster Zeit ein neuer Zweig in der Medizin entwickelt, die **Chronopharmakologie.**

Die durch innere Uhren gesteuerte zeitliche Organisation des Körpers lässt somit die Wirkungen von Fremdstoffen und auch von Arzneimitteln nicht unbeeinflusst. Die Chronobiologie, die Wissenschaft von biologischen Rhythmen und inneren Uhren, dringt in den letzten Jahren in den Bereich der Medizin ein. Der jüngste Zweig dieser Forschungsrichtung ist die Chronopharmakologie, die die Pharmakokinetik, d. h. das Verhalten des Arzneistoffes im Körper, und die Wirkungen (Pharmakodynamik) von Arzneimitteln unter dem Aspekt der zeitlichen Strukturierung des Organismus untersucht und Folgerungen für die Arzneimitteltherapie zieht (Übersichten Lit. [19–22, 28, 29]). Darüber hinaus können Arzneimittel als Werkzeuge eingesetzt werden, um die Mechanismen der rhythmischen Organisation von physiologischen Funktionen besser verstehen zu lernen. Chronopharmakologische tierexperimentelle und klinische Untersuchungen der vergangenen Jahre haben gezeigt, dass sowohl die Kinetik, als auch die Wirkung von Arzneimitteln tageszeitabhängig sein können. Abbildung 1.13 zeigt, dass auch die Arzneimittelkommission der deutschen Ärzteschaft in ihren Therapieempfehlungen 2003 die Tagesrhythmik in der Verordnung von Pharmaka berücksichtigt.

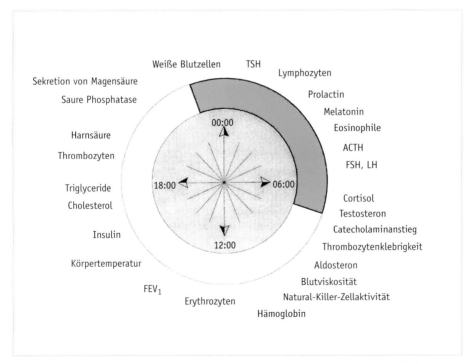

Abb. 1.14: „Acrophasen-Uhr", die die Maxima in verschiedenen Körperfunktionen zeigt. Aus Lit. [374].

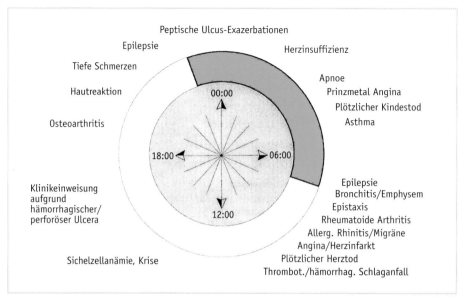

Abb. 1.15: „Acrophasen-Uhr", die die Maxima im Auftreten verschiedener Krankheitssymptome zeigt. Aus Lit. [374].

Nicht nur muss
- die **richtige** Menge
- der **richtigen** Substanz
- an das **richtige** Zielorgan gelangen, dies muss auch
- zur **richtigen** Zeit geschehen

In den Abbildungen 1.14 und 1.15 ist zusammengefasst schematisch dargestellt, zu welcher Tageszeit die Maxima in ausgewählten physiologischen Funktionen des Körpers auftreten bzw. zu welcher Tageszeit Krankheitssymptome verstärkt auftreten [374]. Die beiden Abbildungen machen noch einmal deutlich, wie sehr der Mensch in Gesundheit und Krankheit „in der Zeit" organisiert ist.

2.
Historischer Rückblick: Das Zeitalter der Aufklärung

Ein kurzer Rückblick in die historische medizinische Literatur soll einerseits verdeutlichen, dass rhythmische Phänomene in Körperfunktionen schon seit Jahrhunderten beobachtet worden waren, und andererseits die Quellen der wissenschaftlichen Auseinandersetzung mit solchen Phänomenen aufzeigen.

Die Umwälzung im Zeitalter der Aufklärung für die Naturwissenschaften lag vor allem darin, dass versucht wurde, genau beobachtete Phänomene in der Natur, sei es bei Pflanze, Tier oder Mensch, nicht nur zu beschreiben, sondern diese Phänomene auf eine empirische Basis – Maß, Gewicht und Zahl – zurückzuführen. Der neue Ansatz war, dass messbare Größen in den Lebewesen vorhanden seien, die für Gesundheit und Krankheit wichtig wären. Einer der bedeutentsten Ärzte, die Versuche zur Messung medizinischer Funktionen gemacht haben, war Sanctorius Sanctorius (1561–1636), der seit 1611 an der Universität Padua lehrte. Sein grundlegendes Buch war das 1631 erschienene Werk „Methodi vitandorum errorum omnium qui in arte Medica contingunt" [30] (s. Abb. 2.1).

Es ist daher nicht erstaunlich, dass bereits im Zeitalter der Aufklärung Beziehungen zwischen physiologischen Rhythmen in den verschiedensten Funktionen des Körpers und Gesundheit und Krankheit untersucht wurden (s. u.), aber auch Parallelen zu harmonischen Abläufen des Lebens oder des Staates oder der von Menschen geschaffenen kulturellen Schöpfungen gezogen wurden.

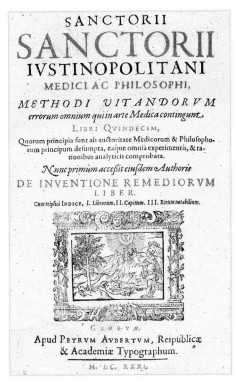

Abb. 2.1: Sanctorius Sanctorius, Methodi vitandorum, Genf 1631 [30].

2.1. Biologische Rhythmen und Musik

Schon sehr früh wurde das Tempo der Musik mit einem das Leben bedeutendem Rhythmus, den in der Pulsfrequenz, gleichgesetzt [31]. Wie bedeutsam rhythmische Abläufe in Körperfunktionen des Menschen mit Gesundheit oder deren Abweichung bei Krankheiten in Verbindung gebracht wurden, zeigen zahlreiche Veröffentlichungen im 17.–19. Jahrhundert. Die folgenden Beispiele seien auf den Menschen beschränkt. Immer wieder werden Vergleiche zwischen Rhythmen in der Herzaktion und Rhythmen in der Musik betont, neben der vergleichenden Beobachtung offensichtlich einem allgemeinen Harmoniebedürfnis zwischen Natur und Kunst entsprechend.

Selbst im 18. Jahrhundert war es noch selten, dass Uhren mit einem Sekundenzeiger zur Verfügung standen. Schon 1710 beklagte sich John Floyer [31], dass es fast unmöglich war, Minutenuhren zur Verfügung zu haben: „I have for many years tried pulses by the minute in common watches and pendulum clocks and then used the sea-minute glass such as is employed to test the log".

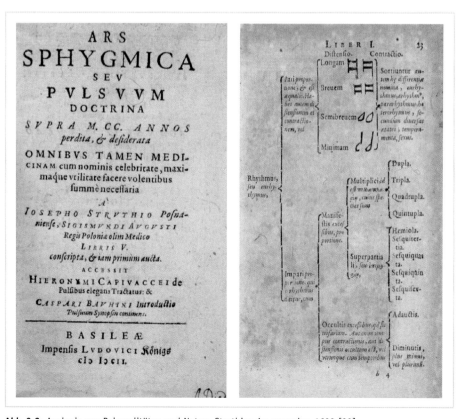

Abb. 2.2: Analogie von Pulsqualitäten und Noten. Struthius *Ars spygmica*, 1602 [33].

Da es zu jener Zeit noch nicht möglich war, den Blutdruck selbst zu messen, stand zunächst der tastbare, in seinen Qualitäten sich verändernde Puls im Mittelpunkt des Interesses von interessierten Laien und Ärzten.

So beschrieb bereits 1602 Johann Strus [33] in seinem Buch „Ars sphygmica", dass der Puls durch die verschiedensten Faktoren verändert werden kann und setzte darüber hinaus die Pulsqualitäten mit der Annotation der Noten gleich, ein früher Hinweis der Beziehung zwischen biologischen Rhythmen und der Musik (s. Abb. 2.2). Im Gegensatz zur bis dahin üblichen medizinisch-philosophischen Beschreibung dieser Phänomene systematisierte und gliederte Strus verschiedene Gruppen von Einflüssen auf den Puls, so natürliche (Temperament, Geschlecht, Alter), nicht-natürliche (z. B. Luft, Schlaf, körperliche Aktivität) und schließlich Gründe gegen die Natur (Krankheiten, Krankheitssymptome), die den Puls in seiner Qualität verändern können.

Die Notwendigkeit, objektiv die so vielfältigen Qualitäten des Pulses zu erfassen, wird dann bereits 1631 von Sanctorius [30] betont, der als Instrument ein „Pulsilogium" vorschlägt, mit dessen Hilfe Tag und Stunde der Pulsqualität festgehalten werden könnte. Sanctorius war auch einer der ersten, der in seinem Buch „Methodi vitandorum errorum omnium qui in arte Medicina contingunt" (s. Abb. 2.1) systematisch Ursache und Wirkung zu erfassen suchte, der die Anwendung exakter Meßmethoden bei physiologischen Untersuchungen und zur Vermeidung von Fehlern in der Medizin vorschlug und der damit tradierte „Glaubensinhalte" der Medizin Galens als Irrtum entlarven konnte.

> Zur exakten und schnellen Erkenntnis habe ich ein Instrument, den Pulsmesser (pulsilogium) erfunden, mit dem jeder die Schläge und die Ruhe der Arterien äußerst genau messen, beobachten und gut behalten und daraus dann einen Vergleich mit den Schlägen früherer Tage durchführen kann. Aus der Beobachtung dieses Pulsmessers schließen wir zunächst, an welchem Tag und zu welcher Stunde in welchem Maß und Häufigkeit die Kranken vom natürlichen Zustand abweichen.
>
> Sanctorius Sanctorius: Methodi vitandorum errorum omnium qui in arte Medica contingunt, 1631 [30]. (Übersetzung B.L.)

Allerdings werden genau dokumentierte Messungen von Kreislauffunktionen erst im 18. Jahrhundert veröffentlicht. So gelang es 1733 Stephan Hales, einem der Begründer der experimentellen Physiologie, mit seinen zahlreichen, detailliert beschriebenen Untersuchungen an lebenden Pferden, Schafen, Ochsen und Hunden die Höhe des Blutdrucks mittels einer in die Halsschlagader eingeführten Steigröhre ziemlich genau zu bestimmen [34]. Seine akribisch wiedergegebenen Befunde kennzeichnen einen außerordentlichen Fortschritt in der Physiologie des Blutkreislaufes, zwischen der Entdeckung des großen Kreislaufes durch William Harvey (1628) und der Einführung des Quecksilbermanometers bzw. des Sphygmomanometers im 19. Jahrhundert. Umfangreiche Tabellen „über die verschiedenen Arten des natürlichen Pulses" beim Menschen, einschließlich tageszeitabhängiger Variationen, veröffentlichte William Falconer 1797 in seinem Buch „Beobachtungen über den Puls" [35] (s. Abb. 2.3).

Dr. Robinsons °*) Tabelle der Pulsschläge nach verschiedenen Stunden des Tages.

Des Morgens								Mittel-Zahl
Stunden	VIII	IX	X	XI	XII	I	II	
Pulse des A.	65	67	70	73	71	69	70	70
Pulse des B.	66	71	72	68	69	67	67	68,2

Des Nachmittags									Mittel-Zahl
Stunden	III	IV	V	VI	VII	VIII	IX	X	XI	
Pulse des A.	77	77	77	77	76	76	74	74	76	76
Pulse des B.	75	81	84	81	79	77	78	78	79	78

Abb. 2.3: Falconer, Beobachtungen über den Puls, 1797. Lit. [35].

Von besonderem Interesse sind auch die Beobachtungen des Komponisten und Kapellmeisters des Preußenkönigs Friedrich II, Johann Joachim Quantz, der ganz offensichtlich die tageszeitabhängigen Schwankungen im Puls und seine Beeinflussung durch Umweltfaktoren kannte und in seinem Flötenlehrbuch (s. Abb. 2.4 A) den Puls als „Taktgeber" empfahl [36], das Metronom wurde ja erst 1816 von Mälzel entwickelt.

Auch der zu seiner Zeit berühmte Arzt Christof Wilhelm Hufeland hat die 24-Rhythmik in ihrer Bedeutung für Gesundheit und Krankheit im Leben erkannt. Sein Buch (s. Abb. 2.4 B), „Die Kunst das menschliche Leben zu verlängern" [37], war ein Bestseller mit zahlreichen Auflagen im 19. Jahrhundert.

Das Titelblatt ist in Abbildung 2.4 B dargestellt.

Nun gehen aber bey einem erwachsenen Menschen des Morgens 65–70, des Abends 75–80 Pulsschläge. (Seite 209.)

Im Schlafe findet sich die Wärme des Menschen meist um $1\frac{1}{2}$ Grad geringer als bei Nacht (Seite 343).

Schließlich fand die Tagesrhythmik in Puls und Temperatur des Menschen auch bereits 1801 Eingang in das von dem „Öffentlichen Lehrer der Arzneykunst". d. h. er war Pharmakologe, Johann H.F. Autenrieth aus Tübingen veröffentlichte „Handbuch der empirischen menschlichen Physiologie" (s. Abb. 2.5) [38].

Es dauerte aber dann fast noch ein dreiviertel Jahrhundert bis, basierend auf der Entwicklung des Sphygmomanometers durch Siegfried von Basch [39], Scipione Riva-Rocci [40] 1896 die im Prinzip auch noch heute gültige Form der indirekten Blutdruckmessung entwickelte. Mit dieser Methode gelang es dann verschiedenen Ärzten bereits Anfang dieses Jahrhunderts nachzuweisen, dass der Blutdruck reproduzierbare tageszeitabhängige Schwankungen mit häufig nächtlichen Blutdruckabfällen aufweist, im Prinzip eine Bestätigung der früheren Beobachtungen über den Puls. Katsch und Pansdorf, aus der Medizinischen Universitätsklinik in Frankfurt, publizierten dann 1922 ihre Beobachtungen, dass auch bei Patienten mit einer Hypertonie (Bluthochdruck) tagesrhythmische Schwankungen im Blutdruck festzustellen sind [41]. Sie waren wohl die ersten, die in dieser Arbeit über einen abnormen Rhythmus im Blutdruck bei Patienten mit einer Urämie (Harnvergiftung) berichteten. Wir würden dies heute als einen klassischen Fall einer sekundären Hypertonie mit inverser Tagesrhythmik bezeichnen.

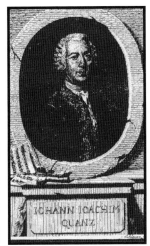

1697–1773

„Man nehme den Pulsschlag, wie er nach der Mittags-mahlzeit bis Abends, und zwar wie er bey einem lustigen und aufgeräumten ... Menschen ... geht, zum Grunde: so wird man den rechten getroffen haben."

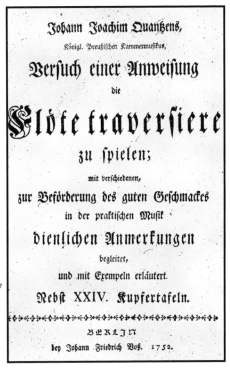

Johann Joachim Quantzens,
Königl. Preußischen Kammermusikus,

Versuch einer Anweisung
die

Flöte traversiere
zu spielen;

mit verschiedenen,

zur Beförderung des guten Geschmackes
in der praktischen Musik

dienlichen Anmerkungen
begleitet,

und mit Exempeln erläutert.

Nebst XXIV. Kupfertafeln.

BERLIN
bey Johann Friedrich Voß. 1752.

△
Abb. 2.4A: Tagesrhythmik im Pulsschlag als Maß für den richtigen Takt beim Flötenspiel. Johann Joachim Quantz, Versuch einer Anweisung die Flöte traversiere zu spielen, Lit. [36].

Die 24stündige Periode, welche durch die regelmäßige Umdrehung unseres Erdkörpers auch allen seinen Bewohnern mitgetheilt wird, zeichnet sich besonders in der physischen Oekonomie des Menschen aus. In allen Krankheiten äußert sich diese regelmäßige Periode und alle so wunderbar pünktlichen Termine in unserer physischen Geschichte werden im Grunde durch diese einzelne 24stündige Periode bestimmt. Sie ist gleichsam die Einheit der Natur-Chronologie.

Abb. 2.4B: ▷
Ch. W. Hufeland, Die Kunst das menschliche Leben zu verlängern, Erstausgabe, Jena 1797 [37].

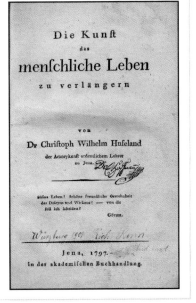

Die Kunst
das
menschliche Leben
zu verlängern

von

Dr Christoph Wilhelm Hufeland
der Arzneykunst ordentlichem Lehrer
zu Jena.

Süßes Leben! Schöne freundliche Gewohnheit
das Daseyn und Wirken! — von dir
soll ich scheiden!
Göthe.

Jena, 1797.
in der akademischen Buchhandlung.

Nun gehen aber bey einem erwachsenen Menschen des Morgens 65–70, des Abends 75–80 Pulsschläge (Seite 209).
Im Schlafe findet sich die Wärme des Menschen meist um 1 1/2 Grad geringer als bei Nacht (Seite 343).

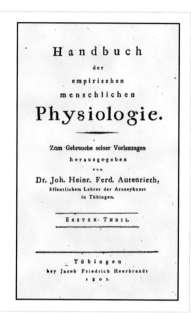

Abb. 2.5: Autenrieth, Handbuch der empirischen Physiologie, Erster Theil, Tübingen, 1801 [38].

J. Floyer
Traité de l'Asthme
Paris, P. F. Didot le jeune,
1761.

I have observed the fit always to happen after sleep in the night, when nerves are filled with windy spirits, and the heat of the bed has rarified the spirits and humours...

On the Treatise of Asthma
London, R. Wilkins
& W. Innis, 1698.
Englische Erstausgabe

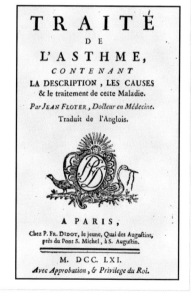

Abb. 2.6: Floyer, Traité de l'Asthme. Französische Ausgabe, Paris 1761 [32].

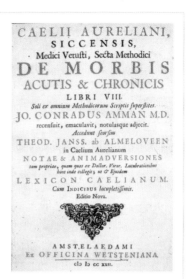

*Über das tiefe Atmen sowie
Keuchen, das die Griechen
Asthma nennen.*
*Diese Leiden belastet und
außerdem erdrückt es die
Männer mehr als die Frauen,
und die Alten mehr als die
Jungen, aber auch die
Knaben und die zarten
Naturen, mehr als harte
Körper, im Winter und in
der Nacht mehr als am Tage
und im Frühling.*

Abb. 2.7: Caelius Aurelianus, De Morbis Acutis & Chronicis. Amsterdam 1722 [43]. (Übersetzung B.L.)

2.2. Asthma bronchiale

Schon vor fast 300 Jahren beschrieb John Floyer (s. Abb. 2.6), der selbst Arzt und Asthmatiker war, dass die Asthmaanfälle überwiegend nachts aufzutreten pflegen: „I have observed the fit always to happen after sleep in the night.." [42], ein Befund, der durch jüngste epidemiologische Studien bestätigt werden konnte (s. Kap. 4).

Dass Asthmaanfälle überwiegend nachts auftreten ist aber bereits seit fast 1500 Jahren bekannt. In Abbildung 2.7 dargestellt, schrieb Caelius Aurelianus [43], der im 5. Jahrhundert n.Chr. lebte, und der sich auf das Werk von Soranus aus Ephesus (2. Jahrhundert) bezog:

Über das tiefe Atmen sowie Keuchen, das die Griechen Asthma nennen.
Diese Leiden belastet und außerdem erdrückt es die Männer mehr als die Frauen, und die Alten mehr als die Jungen, aber auch die Knaben und die zarten Naturen, mehr als harte Körper, im Winter und in der Nacht mehr als am Tage und im Frühling.

Auch Christoph Wirsung schreibt in seinem in Heidelberg verlegten Arzney Buch von 1568 [44], wie in Abbildung 2.8 zitiert:

> **„Von schwerem keuchendem Athem. §:9**
> *Jedoch etwas einleitung zu geben / seye diß der anfang. Wo diser kurtzer unnd keuchender Athem / auß zeher Phlegmatischer materi / welche die Brüst erfület kommet / So hast du diß bey volgenden zeichen zu erkennen / dass sich eine schwere / truckende engin des Athmens erzeigt / unnd mehr umb die zeit / wann sich der Schleim bewegt / das ist zwo stund nach Mitternacht biß auff den Morgen."*

Abb. 2.8: Chr. Wirsung, Arzney Buch. J. Mayer, Heidelberg 1568 [44].

2.3. Folgerungen

In den letzten Jahren sind wesentliche Fortschritte in der Kenntnis über die molekulare Regulation circadianer Rhythmen und der daran beteiligten „Uhrengene" bei Pilzen, Fliegen, Pflanzen, Nagern und beim Menschen gemacht worden. Dabei sollten jedoch die teilweise minutiös gemachten sorgfältigen Beobachtungen und Beschreibungen, die im Zeitalter der Aufklärung ohne große technische Hilfsmittel und ohne aufwendige Apparaturen gemacht wurden, nicht in Vergessenheit geraten. Jene Beobachtungen waren zwar objektbezogen, jedoch eingebettet in eine ganzheitliche Betrachtungsweise. So ist es verständlich, wenn sich Naturwissenschaft und Künste treffen, sich gegenseitig wahrnehmen und beeinflussen. Dieses kleine historische Kapitel ließe sich zwanglos erweitern auf die Beziehung zwischen Rhythmen und Malerei, Literatur, Bildhauerei, Architektur, etc., wie dies Alain Reinberg in seinem jüngsten Buch, „L'Art et les Secrets du Temps", 2001 [45], getan hat.

3.
Chronopharmakokinetik

Das kinetische Verhalten eines Arzneimittels wird durch viele Faktoren beeinflusst. Neben den physikochemischen Eigenschaften eines Arzneimittels und seiner galenischen Zubereitung sind die Art der Arzneimittelapplikation, die Nahrungszufuhr, das Körpergewicht, die Körperoberfläche, die absolute und relative Körperzusammensetzung, die relative Organdurchblutung, die Resorbierbarkeit des Arzneimittels, seine Verteilung in verschiedenen Kompartimenten des Organismus, der pH-Wert in Magen-Darm-Trakt und Urin und schließlich auch Art und Ausmaß der Metabolisierung und der renalen Elimination für das pharmakokinetische Verhalten von Bedeutung. Aufgrund der chronobiologischen Befunde, die zeigen, dass auch Funktionen des Körpers, die in der Pharmakokinetik von Bedeutung sind, tageszeitliche Unterschiede aufweisen, ist zu erwarten, dass dadurch auch das kinetische Verhalten von Arzneimitteln beeinflusst wird, dies gilt vor allem für C_{max} und t_{max}, während die AUC, d. h. das Ausmaß der Bioverfügbarkeit, nur selten betroffen ist. Beim Menschen sind für zahlreiche lipophile Arzneimittel – vor allem bei nicht-retardierten Formen – bei morgendlicher oraler Applikation eine kürzeres t_{max} und/oder ein größeres C_{max} nachgewiesen worden, so für Antiasthmatika wie Theophyllin, Terbutalin, für kardiovaskulär wirksame Pharmaka wie Propranolol, Nifedipin, Verapamil, Isosorbid-5-Mononitrat, Digoxin, und NSAR, und Omeprazol und Lansoprazol, Diazepam, Amitriptylin, u. a., worauf auch in anderen Kapiteln eingegangen wird. Für einige Retardformulierungen, wie für Nifedipin und IS-5-MN, ließen sich keine kinetischen Unterschiede nach Applikation zu verschiedenen Tageszeiten nachweisen. Dabei scheint die Rhythmik in der **Resorption** – bedingt durch Rhythmen in der Magenentleerungszeit und der gastro-intestinalen Durchblutung – eine entscheidende Rolle zu spielen, über eine mögliche Rhythmik in Arzneimittel-Transportproteinen ist bisher nichts bekannt.

Im Gegensatz zu Nagern sind deutliche tageszeitabhängige Unterschiede in der **Metabolisierung** von Arzneimitteln bzw. in der Enzymaktivität, beim Menschen nur selten dokumentiert (CYP 2D6) worden.

Da die verschiedensten Funktionen der Niere ausgeprägten Tagesrhythmen unterliegen, wird auch die **renale Ausscheidung** von Arzneimitteln durch diese physiologischen Rhythmen beeinflusst. So verändert sich beim Menschen die renale Elimination leicht basischer oder saurer Arzneimittel wie Amphetamin, Sulfonamiden wie

Sulfasymazin und Sulfisomidin sowie die Salicylatausscheidung durch Veränderung des Dissoziationsgrades der Pharmaka aufgrund circadianer Variation im pH-Wert des Urins mit der Tageszeit. Die Ausscheidung von Lithium, das eine enge thera- peutische Breite hat, wird durch den 24-Stunden-Rhythmus in der glomerulären Fil- trationsrate beeinflusst. Sie ist beim Menschen am Tag und bei der Ratte entspre- chend in der Nacht größer. Entsprechend lässt sich die verstärkte Elimination der renal eliminierten β-Rezeptorenblockers Atenolol und Sotalol bei der Ratte in der Nacht erklären. Schließlich ist auch die Elimination von Alkohol bei Männern und Frauen nicht unabhängig von der Tageszeit, an dem dieses „Genussmittel" einge- nommen wird. Auf die Chronopharmakokinetik weiterer Arzneimittel wie Antiasth- matika, β-Rezeptorenblocker und Pharmaka mit Wirkungen auf den Magen-Darm- Trakt, wird in anderen Kapiteln eingegangen.

Die Wirkung und Wirksamkeit eines Pharmakons hängt wesentlich von seinem phar- makokinetischen Verhalten ab, also von Ausmaß und Geschwindigkeit der Resorption, von der Verteilung des Pharmakons im Organismus, von seiner Metabolisierung und/ oder von der renalen Elimination. Es ist verständlich, dass rhythmische Veränderungen in diesen Funktionen innerhalb von 24 Stunden das dynamische Verhalten eines Arznei- mittels, seinen pharmakologischen Effekt, beeinflussen müssen (s. Tab. 3.1). Im Gegen- satz zu der Fülle experimenteller Befunde über 24-Stunden-Rhythmen in den Wirkun- gen und in der Toxizität von Pharmaka liegen nur relativ wenige chronopharmakokine- tische Daten vor.

Bei der häufigsten Arzneimittelapplikationsform, der peroralen Gabe, bestimmen, nach der Freisetzung des Arzneistoffes aus seiner galenischen Formulierung, die Re- sorption aus dem Magen-Darm-Trakt, die Verteilung im Körper, die Metabolisierung des Arzneistoffes (vor allem in der Leber) und die renale Arzneimittelauscheidung we-

Tab. 3.1: Chronopharmakokinetische Parameter im LADME-System, aus Lit. [46].

Liberation	Absorption	Distribution	Metabolismus	Elimination
	Magen-Darm-Trakt		Leber	Niere
Zeitspezifizierte Freisetzung, programmierbar	Durchblutung	Durchblutung	Durchblutung	Durchblutung
	Magen-pH	Blutverteilung	First-Pass- Effekt	Ren. Plasmafluss
	Säuresekretion	Periph. Widerstand		Glom. Filtration
	Motilität	Blutzellen	(Enzymaktivität)	Renale Exkretion
	Magenentleerung	Serum-Proteine		Urin-pH
	Protein-Bindung			Elektrolyte
	Ruhe/Aktivität	Ruhe/Aktivität	Ruhe/Aktivität	

sentlich sein pharmakokinetisches Profil. Man fasst dies als das sog. LADME-System zusammen (s. Tab. 3.1).

Zahlreiche Untersuchungen [46] haben gezeigt, dass die die Pharmakokinetik bestimmenden Körperfunktionen biologischen Rhythmen unterliegen können. Einzelheiten sind Tabelle 3.1 zu entnehmen. Im Folgenden sollen die einzelnen Prozesse der Pharmakokinetik in ihrer möglichen rhythmischen Strukturierung dargestellt werden.

3.1. Resorption von Arzneimitteln

Über tageszeitliche Unterschiede in Resorption von Arzneimitteln liegen nur wenige Befunde vor. Beim Menschen gibt es entsprechende Hinweise für Vitamin K_1 (Phyllochinon), Calcium und Griseofulvin. Auch die Resorption von Nahrungsbestandteilen ist nicht unabhängig von der Tageszeit. Für viele andere Pharmaka gibt es nur indirekte Hinweise.

Die in der Nahrung enthaltenen Makromoleküle werden durch den Speichel und Magenenzyme hydrolysiert, eine weitere Hydrolyse findet durch Pankreasenzyme im Dünndarm statt. Peptide sowie Tri- und Disaccharide werden weiterhin durch Enzyme abgebaut, die in den Membranen der Mikrovilli des Dünndarms lokalisiert sind. Bei licht-dunkel-synchronisierten Ratten sind circadiane Rhythmen verschiedener Enzyme, z. B. Maltase, Trehalase, alkalische Phosphatase, Leucinaminopeptidase u. a. nachgewiesen worden mit Akrophasen zwischen Mitternacht und 3 Uhr, also in der Aktivitätsphase der Tiere [47]. Diese Befunde geben damit auch Hinweise auf tageszeitliche Variationen in der Resorption von Nahrungsbestandteilen.

Untersuchungen über tageszeitliche Variationen der Resorption und Verteilung von Arzneimitteln gibt es jedoch, wie bereits erwähnt, nur wenige. Da Arzneistoffe – didaktisch etwas vereinfacht gesagt – überwiegend nicht über aktive Transportprozesse in den Körper aufgenommen werden, sondern per diffusionem, spielen für Geschwindigkeit und Ausmaß der Arzneimittelresorption (wesentlich: t_{max} = Zeit bis zum Erreichen von C_{max}; C_{max} = maximale Arzneistoffkonzentration) die Geschwindigkeit der Magenentleerung (s. Abb. 3.1.) und vor allem das Ausmaß der gastro-intestinalen Durchblutung (s. Abb. 3.2) eine besondere Rolle. Heutzutage wird Transportproteinen (ABC-Transporter wie P-Glykoprotein) eine wesentliche Rolle für einen aktiven Auswärtstransport nach der Resorption zugeschrieben, über eine mögliche Rhythmik in der Aktivität dieser Transporter liegen derzeit keine Daten vor. Da sehr viele Arzneistoffe vor allem im Dünndarm resorbiert werden, ist die Magenentleerungszeit ein wichtiger Faktor, der die Resorptionsgeschwindigkeit beeinflusst. Goo und Moore [48] konnten nachweisen, dass die Entleerung fester Bestandteile aus dem Magen morgens signifikant schneller erfolgt als abends (s. Abb. 3.1), was auch für Arzneimittel gelten sollte.

Auch die Durchblutung des Magen-Darm-Traktes ist innerhalb von 24 Stunden nicht konstant. Nimmt man die hepatische Durchblutung als pars pro toto für den

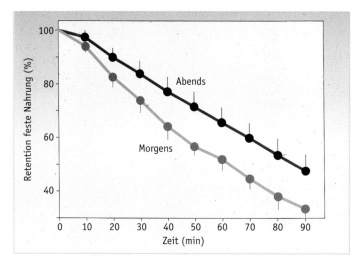

Abb. 3.1: Rhythmik in der Magenentleerungs-geschwindigkeit bei 10 jungen gesunden Männern (Alter 31 Jahre) nach einer standardisierten Mahlzeit (900 g, 633 kcal) am Morgen bzw. am Abend. Aus Lit. [48].

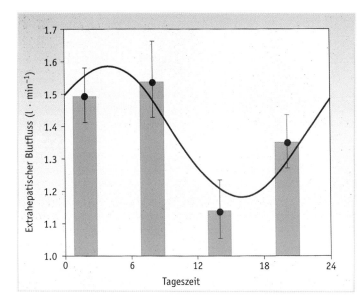

Abb. 3.2: Gastro-intestinale Durchblutung, bestimmt mit der Indocyanin-Grün-Methode, bei 10 jungen gesunden Männern (25,9 ± 2,3 Jahre) nach mindestens 6 h nüchtern, alle Untersuchungen um 8, 14, 20 und 2 Uhr wurden im Liegen durchgeführt. EHBF = estimated hepatic blood flow, geschätzte Leberdurchblutung, Mittelwerte ± SEM. Aus Lit. [49].

Gastro-Intestinal-Trakt so ließ sich an gesunden Probanden zeigen, dass die Durchblutung nachts und am frühen Morgen am höchsten, um die Mittagszeit am geringsten war [49].

Somit sind die Magenentleerungszeit und die gastro-intestinale Durchblutung bedeutsame Determinanten der Arzneimittelresorption, und führen dazu, dass für viele Arzneimittel (vor allem lipophile) am Morgen für C_{max} höhere und t_{max} kürzere Werte erhalten wurden als am Abend (s. Tab. 3.2).

Tab. 3.2: Chronokinetik ausgewählter Pharmaka, Zusammenfassung von 2–6 Untersuchungszeitpunkten/ 24 Stunden, *Signifikanz morgens versus abends p mindestens < 0,05. Aus: Lit. [55], [56].

Pharmakon	Cmax [µg/l]		tmax [h]	
	morgens	abends	morgens	abends
Digoxin [69]	3,6*	1,8	1,2	3,2
Doxazosin [63]	17,0	15,8	3,5	5,6
Enalaprilat [2609]	46,7	53,5	3,5*	5,6
IS-5-MN i.r. [70]	1605,0	1588,0	0,9*	2,1
IS-5-MN s.r. [71]	509,0	530,0	5,2	4,9
Nifedipin i.r. [64]	82,0*	45,7	0,4*	0,6
Nifedipin s.r. [64]	48,5	50,1	2,3	2,8
Propranolol [62]	38,6*	26,2	2,5	3,0
Verapamil [65]	59,4*	25,6	1,3	2,0
Verapamil s.r. [66]	389,0	386,0	7,2*	10,6
Theophyllin [131], [133]	morgens ≥	abends	morgens ≥	abends
Terbutalin [142]	24,0*	10,0	3,5*	6,2
Diazepam [331]	250,0*	170,0	1,0*	2,0
NSAR [67]	morgens ≥	abends	morgens ≥	abends
Sertalin [68]	24,5	24,4	7,0	7,3

Für die nachtaktive Ratte ist auch eine Rhythmik in der Magenfüllung gezeigt worden (s. Abb. 3.3), da Ratten ihre Nahrung und Flüssigkeit überwiegend in der Nacht zu sich nehmen (s. Abb. 3.4), ist das Maximum der Magenfüllung dann mit einer Verzögerung zu Beginn der Ruheperiode zu beobachten (s. Abb. 3.3).

Dass nachtaktive Lebewesen ihre Nahrung und ihren Flüssigkeitsbedarf überwiegend in der Nacht zu sich nehmen, ist auch für die tierexperimentelle Forschung an Rat-

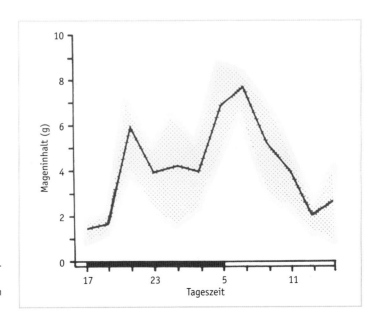

Abb. 3.3: Tagesrhythmik in der Magenfüllung bei Ratten. Nach Lit. [50].

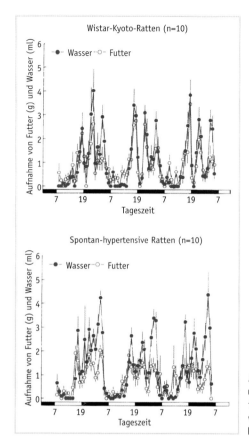

Abb. 3.4: Rhythmik in der Aufnahme von Nahrung und Wasser bei spontan-hypertensiven Ratten. Ratten als nachtaktive Lebewesen nehmen beides überwiegend während der Nacht zu sich. Unveröffentlichte Daten.

ten und Mäusen – den am häufigsten verwendeten Versuchstieren – von großer Bedeutung. Häufig werden Arzneimittel bei tierexperimentellen Untersuchungen im Trinkwasser bzw. im Futter gegeben, dabei jedoch nicht daran gedacht, dass bei nachtaktiven Nagern damit keine konstante Arzneimittelaufnahme – und damit keine Steady-state-Kinetik, auch bei chronischer Applikation – zu erwarten ist (s. Abb. 3.4).

Darüber hinaus können Pharmaka auch das nächtliche Trinkverhalten – möglicherweise über einen lokalanästhetischen oder Geschmackseffekt des Pharmakons – verändern. In Untersuchungen über den Einfluss des hoch-lipophilen Antidepressivums Imipramin bei Ratten (s. Abb. 3.5), das im Trinkwasser appliziert wurde, konnte dieser, durch die nicht-konstante Aufnahme aus dem Trinkwasser, „zeitverschobene" Effekt auf den Verlauf der Konzentrationen des Pharmakons in Plasma und im Gehirn von Ratten nachgewiesen werden [51].

Hollander und Mitarbeiter [52] untersuchten bei Ratten die intestinale Resorption des fettlöslichen Vitamins K_1 zu vier verschiedenen Tageszeiten (6, 12, 18, 24 Uhr). Sie konnten zeigen, dass die Resorptionsrate von Vitamin K_1 im Jejunum und im Ileum um Mitternacht 2,56- bzw. 1,6-fach größer war als um 6 Uhr morgens. Jedoch folgerten die Autoren aus ihren Befunden, dass die zeitliche Synchronisation der Resorptionsrate

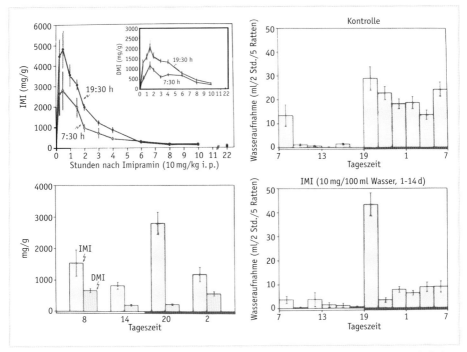

Abb. 3.5: Zur Chronopharmakokinetik von Imipramin (IMI) und seinem aktiven Metaboliten, Desmethylimipramin (DMI), bei Ratten. Imipramin wurde im Trinkwasser appliziert. Links oben sind die Plasmakonzentrationen von IMI und DMI, links unten die Konzentrationen im Vorderhirn gezeigt. Auf dem rechten Teil der Abbildung ist oben das normale Trinkverhalten und unten das unter Imipramin veränderte dargestellt. Aus Lit. [51].

eher von dem Zeitpunkt der Fütterung der Tiere als von Änderungen in der Beleuchtungsperiode abhängig sei. Auch für den aktiven Transport von Calcium im Rattendünndarm konnte ein 24-Stunden-Rhythmus nachgewiesen werden, der sowohl durch den Licht-Dunkel-Zyklus als auch durch die mit der Tageszeit unterschiedliche Nahrungsaufnahme synchronisiert wurde [53].

Diese Ergebnisse machen noch einmal deutlich, dass Pharmaka massiv auch in das „normale" rhythmische Verhalten von Nagern eingreifen, und damit Auswirkungen auf den pharmakologischen Effekt haben können, der u. U. zu vollkommen falschen Folgerungen hinsichtlich Ausmaß und Intensität der Wirkung des Pharmakons führen kann.

Auch beim Menschen hat der Tageszeitpunkt der Applikation eines Arzneimittels, vor allem nach oraler Gabe, Einfluss auf seine Pharmakokinetik, vor allem auf die Resorption.

In zahlreichen klinischen Studien konnte gezeigt werden (s. Tab. 3.2), dass, wenn man die Pharmakokinetik eines Arzneimittels (vor allem lipophiler Arzneimittel) nach morgendlicher und nach abendlicher oraler Gabe vergleicht, häufig morgens C_{max} höher und t_{max} kürzer waren als abends (s. Lit. [54], [20], [55], [56], [57]. Eine Chronokinetik kann für die erwünschten Arzneimittelwirkungen von Bedeutung sein, aber auch für die unerwünschten. Im Allgemeinen sind die initial hohen Arzneimittelkonzentrationen eher für die unerwünschten Wirkungen verantwortlich als für den therapeutischen Effekt. Daher kommt einer Chronokinetik eine zusätzliche Bedeutung zu. Weiterhin zeigen zahlreiche Studien, dass die Beziehung zwischen Dosis und Wirkung einer ausgeprägten Rhythmik unterliegen kann (s. Übersichten: Lit. [58], [59]).

Im Folgenden wird auf einige beim Menschen durchgeführte Untersuchungen exemplarisch eingegangen:

In den Abbildungen 9.7 und 9.12 (Kapitel 9) wird auf die unterschiedlichen Plasmakonzentrationen von Amitryptilin und Diazepam nach oraler Arzneimittelapplikation beim Menschen zu verschiedenen Tageszeiten hingewiesen. Obwohl die Autoren in diesen Untersuchungen einen Einfluss der Mahlzeiten auf die Resorption dieser Arzneimittel beobachteten, hatte die Nahrungsaufnahme jedoch keinen signifikanten Einfluss auf die Rhythmik in den Plasmakonzentrationen [60], [61]. Tageszeitlich unterschiedliche Plasmakonzentrationen wurden auch nach oraler Einnahme des lipophilen β-Rezeptorenblockers Propranolol beim Menschen nachgewiesen (s. Abb. 3.6) [62]. Es scheint daher, dass die Resorption vor allem lipophiler Pharmaka tagesrhythmischen Variationen unterliegt (s. Tab. 3.2).

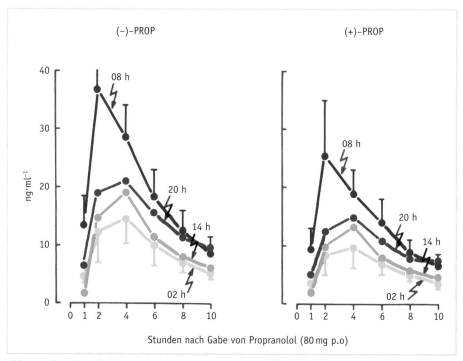

Abb. 3.6: Chronokinetik von (–)- und (+)-Propranolol bei gesunden Probanden. Cross-over Studie nach Gabe des Razemates zu 4 verschiedenen Tageszeiten, dargestellt sind die Plasmakonzentrationen an (–)- bzw. (+)-Propranolol. Aus Lit. [62].

Die Abbildungen 3.7 und 3.8 zeigen zwei Beispiele (das Herzglykosid Digoxin, das Nitrat IS-5-MN) solcher chronokinetischer Untersuchungen, die deutlich machen, dass bei lipophilen Pharmaka aufgrund der o. g. Tagesrhythmik in Magenentleerung und gastro-intestinaler Durchblutung nach morgendlicher Gabe C_{max} höher und t_{max} kürzer ist als nach abendlicher Gabe (s. Tab. 3.2). Vor allem bei nicht-retardierten Arzneimitteln scheint dies zuzutreffen, während Retard-Präparate – mit einer Verzögerung in t_{max} – dies nicht zeigen, wie am Beispiel von retardiertem IS-5-MN und Nifedipin nachzuweisen ist (s. Tab. 3.2).

Damit scheint die Geschwindigkeit der Magenentleerung und/oder der gastro-intestinalen Durchblung, die bei schnell-freisetzenden Präparaten – anders ist als bei Retard-Präparaten – eine entscheidende Rolle für eine mögliche Chronokinetik zu spielen. Dies konnte für beide galenische Zubereitungen von Isosorbid-5-Mononitrat (IS-5-MN) und Nifedidipin nachgewiesen werden (s. Tab. 3.2; Abb. 3.8).

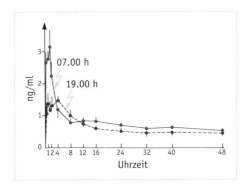

Abb. 3.7: Chronokinetik von Digoxin nach oraler Gabe um 7 bzw. 19 Uhr bei älteren Patienten. Aus Lit. [69].

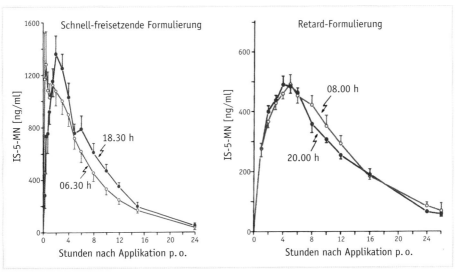

Abb. 3.8: Tageszeitabhängigkeit der Pharmakokinetik von Isosorbid-5- Mononitrat (IS-5-MN) nach Gabe der schnell-freisetzenden Formulierung (links) bzw. der Retard-Formulierung (rechts) bei gesunden Probanden. Aus Lit. [70], [71].

Bei schnell-freisetzenden Präparaten spielt die schnelle Resorption offensichtlich für ein kürzeres t_{max} am Morgen eine größere Rolle als bei Retardformulierungen. Dies gilt auch für die Chronokinetik der beiden bisher untersuchten Nifedipin-Präparate (s. Tab. 3.2). Von Bedeutung ist, dass nach i. v. Infusion von Nifedipin zu zwei unterschiedlichen Tageszeiten (07–08 h; 19–20 h) keine Unterschiede in der Kinetik bestanden [64]. Damit ist eindeutig eine Tageszeitabhängigkeit in der Resorption (Arzneimittel-transporter?) für die Rhythmik nach oraler Applikation verantwortlich.

3.2. Verteilung von Arzneimitteln

Hierzu liegen – hinsichtlich einer möglichen Rhythmik in der Verteilung des Pharmakons im Körper – fast keine systematischen Untersuchungen vor.

Menzel stellte bereits 1940 in seinen detailliert beschriebenen Untersuchungen fest, dass in der Nacht eine Zunahme des Wassergehaltes im Blut eintritt (s. Abb. 3.9). Diese Zunahme ist unabhängig von der Nahrungs- und Flüssigkeitszufuhr, unabhängig vom Schlaf. Sie tritt auch bei dauernder Bettruhe ein [72].

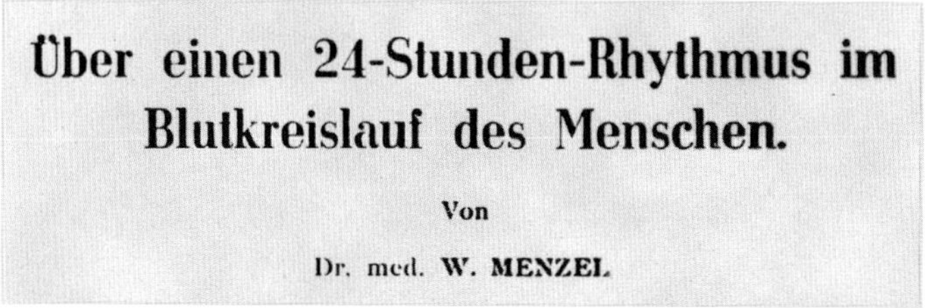

Über einen 24-Stunden-Rhythmus im Blutkreislauf des Menschen.

Von

Dr. med. W. MENZEL.

Abb. 3.9: Titel der Publikation von Menzel, 1940 [72].

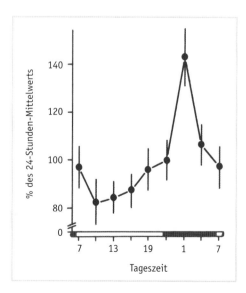

Abb. 3.10: Plasmakonzentrationen von 5-Fluorouracil nach intravenöser Infusion (450–970 mg/ml/d) bei 7 Patienten, die mit Cisplatin vorbehandelt wurden. Aus Lit. [73].

Selbst nach kontinuierlicher Infusion über 24 Stunden muss es nicht zu konstanten Plasmakonzentrationen kommen, wie für das Zytostatikum 5-FU [73] (s. Abb. 3.10) gezeigt wurde, was durch eine tagesrhythmische Verlagerung in der Verteilung des Wasserraumes bedingt sein könnte, wie schon Menzel [72] beobachtete, allerdings könnte dies auch durch eine tagesrhythmische Metabolisierung von 5-FU ausgelöst sein (s. Kap. 11, Abb. 11.10).

3.3. Metabolisierung von Arzneimitteln

Die Aktivitäten verschiedener Leberenzyme bei Nagern weisen 24-Stunden-Rhythmen auf, wie durch Untersuchungen über die tageszeitabhängige Metabolisierung von beispielsweise Hexobarbital, Aminopyrin, p-Nitroanisol, 4-Dimethylaminoazobenzol und Imipramin nachgewiesen wurde. Entsprechende Untersuchungen liegen für den Menschen nur bedingt vor. In humanpharmakokinetischen Studien ließ sich ein tageszeitabhängiges kinetisches Verhalten von Aminopyrin und Indometacin nachweisen. Jedoch konnte nicht eindeutig geklärt werden, inwieweit Einflüsse auf die Resorption und/oder die Metabolisierung dafür verantwortlich sind.

Ein bedeutsamer Eliminationsmechanismus für vor allem lipophile Pharmaka ist deren Metabolisierung, für die in erster Linie die Leber verantwortlich ist. In einer Fülle von Untersuchungen konnten 24-Stunden-Rhythmen in der Arzneimittelmetabolisierung durch die Leber nachgewiesen werden. Schon 1940 vermutete Gerritzen aufgrund von Selbstversuchen, dass Funktionen der Leber tageszeitliche Variationen aufweisen, da die Bildung von Harnstoff nach fleischreicher Kost tageszeitliche Variationen zeigte [74]. Dies lässt sich an der renalen Ausscheidung von Harnstoff ersehen (s. Abb. 3.11).

In umfangreichen Untersuchungen bei Nagern konnten signifikante 24-Stunden-Rhythmen in den Aktivitäten der verschiedensten Leberenzyme nachgewiesen werden [76], [77], [78], [79], [80], [81], [82], [83], [84], [85]. Bei Ratten und Mäusen konnten Radzialowski und Bousquet [80], [81] 24-Stunden-Rhythmen in der Metabolisierung von Aminopyrin, p-Nitroanisol, 4-Dimethylaminoazobenzol (4-DAB) mit maximalen Enzymaktivitäten um 2 Uhr nachts, also in der Mittel der Dunkelperiode (20.00–6.30 Uhr), und geringste Werte um 14 Uhr, also in der Mitte der Ruheperiode der Nagetiere, nachweisen. Da durch Adrenalektomie (Entfernung der Nebenniere) und damit Beseitigung des circadianen Cortisolrhythmus, die Rhythmen in der oxidativen Metabolisierung von Aminopyrin, p-Nitroanisol und Hexobarbital, nicht jedoch der reduktive Metabolismus von 4-DAB aufgehoben wurde, vermuteten diese Autoren, dass der Nebenniere eine wichtige synchronisierende Rolle in der tageszeitlichen Regulation der oxidativen Arzneistoffwechselreaktionen zukommt [80], [81]. Nahrungsentzug hatte auf der anderen Seite keinen Einfluss auf das rhythmische Muster der oxidativen Enzymaktivitäten. Da der Rhythmus in der Hexobarbital-Aktivität aufgehoben wurde, wenn die Versuchstiere unter Dauerlicht oder unter konstanter Dunkelheit gehalten wurden [79],

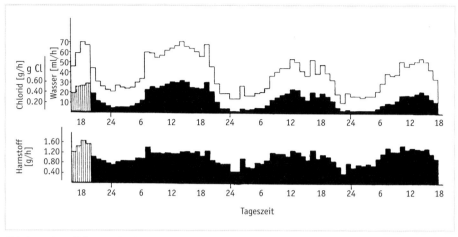

Abb. 3.11: Stündliche Ausscheidung an Wasser (cm³), Chlorid (Cl) und Harnstoff (Urea) in einem über 74 Stunden dauernden Selbstversuch. Aus Lit. [75].

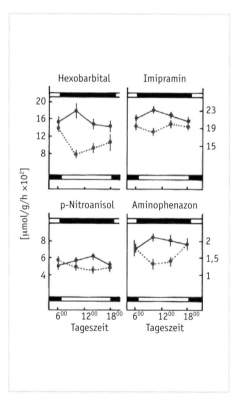

Abb. 3.12: Enzymaktivitäten der Rattenleber bei Tieren unter normalen Licht-Dunkel- (blau) und inversen Licht-Dunkel-Verhältnissen (rot). Nach Lit. [83].

liegt die Vermutung nahe, dass die Licht-Dunkel-Synchronisation der Versuchstiere ein wesentlicher exogener Steuerungsfaktor für diese damit wohl eher nicht echt circadianen Rhythmen ist. Darauf weisen auch Untersuchungen von Jori et al. [83] hin, bei denen Ratten unter normalen Licht-Dunkel-Bedingungen wie auch unter inversen Licht-Dunkel-Verhältnissen gehalten wurden. Wie aus Abbildung 3.12 zu ersehen ist, führte eine Umkehrung der Licht-Dunkel-Verhältnisse auch zu einer Umkehrung der Rhythmen in der Metabolisierung von Hexobarbital, Imipramin, p-Nitroanisol, und Aminopyrin (Aminophezon). In Abbildung 9.4 wird auf die spiegelbildlichen Rhythmen in der Hexobarbitaloxydaseaktivität der Rattenleber und Hexobarbitalschlafzeit bei diesen Versuchstieren hingewiesen.

Untersuchungen zur hepatischen Clearance (mikrosomale Oxidation durch Cytochrom P450) bei Ratten zeigten, dass diese in der Aktivitätsphase in der Nacht schneller war als in der Ruhephase am Tag, wie in Abbildung 3.13 dargestellt [86].

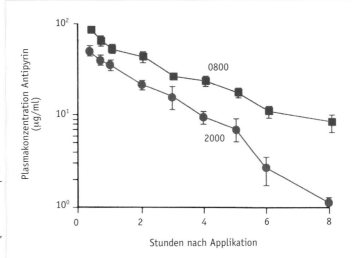

Abb. 3.13: Rhythmik in der hepatischen oxidativen Clearance bei Ratten, bestimmt mit der Antipyrin-Methode, $t_{1/2}$ in der Nacht 1,4 h (rot), am Tag 2,4 h (blau). Nach Lit. [86].

Auch auf zellulärer Ebene lassen sich 24-Stunden-Rhythmen nachweisen. In elektronenmikroskopischen Untersuchungen an Leberzellen von Ratten konnten nicht nur tageszeitliche Variationen in der Menge des glatten endoplasmatischen Retikulums, in dem die meisten für die Biotransformation von Arzneimitteln notwendigen Enzyme enthalten sind, nachgewiesen werden. Auch Maximum (Dunkelperiode) und Minimum (Lichtperiode) in der Hexobarbitaloxydaseaktivät und der Menge des glatten endoplasmatischen Retikulums waren zu identischen Zeitpunkten zu beobachten [84]. Darüber hinaus zeigen Untersuchungen an geblendeten Ratten, dass sowohl der 24-Stunden-Rhythmus in der Hexobarbitaloxydaseaktivät der Leber als auch der Rhythmus im endoplastischen Retikulum der Leber aufgehoben waren [83], was erneut auf den eher exogenen Charakter dieser „Leberrhythmen" hinweist.

Während bei den kleinen Nagern Rhythmen in der mikrosomalen Enzymaktivität der Leber von verschiedenen Untersuchergruppen überzeugend dokumentiert werden konnten (s. a. Abb. 3.13), liegen entsprechende Befunde beim Menschen kaum vor, ein Beispiel ist in Abbildung 3.14 wiedergegeben.

Dies mag daran liegen, dass aus ethischen Gründen Leberbiopsien beim Menschen nicht „rund um die Uhr" entnommen werden können, nur um die enzymatische Aktivität von Leberenzymen zu bestimmen. Aus den gleichen Gründen ist es auch nicht möglich, diese humanen Rhythmen unter Freilaufbedingungen zu untersuchen.

Bei Menschen wurde vor allem mit indirekten Methoden versucht, entsprechende Hinweise auf eine Tagesrhythmik in der Metabolisierung zu finden. Dazu wurden vor allem die analgetisch und antipyretisch wirksamen Substanzen Aminophenazon (Aminopyrin) und Phenazon (Antipyrin) verwendet, die schnell und vollständig vom Magen-Darm-Trakt resorbiert und in der Leber schnell und fast vollständig metabolisiert werden. Die Arbeitsgruppe von Vesell [88], [89] hat beim Menschen das kinetische Verhalten von Aminophenazon zu verschiedenen Tageszeiten unter unterschiedlichen experimentellen Bedingungen (Schlafentzug, Abhängigkeit von der Einnahme der Mahlzeiten) untersucht. In einer ersten Untersuchung erhielten 12 männliche Probanden eine

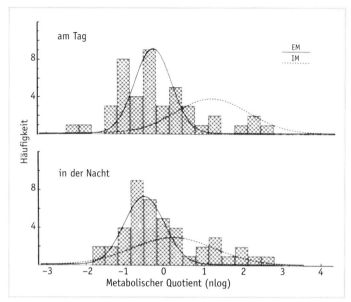

Abb. 3.14: Tagesrhythmik im Debrisoquin-Metabolismus durch CYP 2D6 bei ausgeprägten (EU) und intermediär (IM) metabolisierenden Patienten während des Tages und in der Nacht. Nach Lit. [87].

orale Dosis von Aminophenazon (9 mg/kg) entweder um 8 Uhr oder um 20 Uhr. Speichelproben wurden 2 bis 6 Stunden nach Arzneimittelapplikation gesammelt. Tabelle 3.3 zeigt, dass unabhängig von der Dauer der Schlaflosigkeit signifikant kürzere Halbwertszeiten von Aminophenazon im Speichel um 8 Uhr morgens gegenüber 20 Uhr gefunden wurden.

Am Morgen war die Metabolisierungsrate von Aminophenazon signifikant größer als am Abend (s. Tab. 3.3), während das Verteilungsvolumen von Aminophenazon sich unter den experimentellen Bedingungen nicht veränderte. Ebenso war der diurnale Rhythmus in der Plasmakonzentration von 11-Hydroxycorticosteron durch die Dauer der Schlaflosigkeit nicht beeinflusst. Da, wie vorher gezeigt, Aminophenazon (Amonpyrin) in der Aktivitätsperiode bei Nagern stärker metabolisiert wurde als in der Ruheperiode [83], könnten die in Tabelle 3.3 dargestellten Befunde darauf hinweisen, dass ähnliche diurnale Variationen in der Metabolisierung von Aminophenazon beim Menschen mit einem verstärkten Metabolismus in dessen Aktivitätsperiode vorhanden sind. Jedoch zeigten spätere Untersuchungen [89], bei denen zusätzlich zur Arzneimittelapp-

Tab. 3.3: Pharmakokinetische Parameter nach Gabe von Aminophenazon (Aminopyrin 9 mg/kg, p.o.) zu verschiedenen Tageszeiten. Mittelwert ± SD, n = 12, p< 0.005. Nach Lit. [88].

Applikationszeit Stunden ohne Schlaf	Kontrolle 8.00 Uhr 0	Kontrolle 20.00 Uhr 12	Schlafentzug 8.00 Uhr 24	Schlafentzug 20.00 Uhr 36
Halbwertszeit im Speichel (h)	1,4 ± 0,3	2,1 ± 0,7*	1,7 ± 0,4	2,1 ± 0,6*
Metabolische Clearance (ml/min)	418 ± 152	335 ± 107*	385 ± 179	295 ± 92*

likation zu verschiedenen Tageszeiten der zeitliche Abstand zwischen der Pharmakoneinnahme und der Einnahme von Mahlzeiten variiert wurde, dass die in Tabelle 3.3 dargestellten diurnalen Variationen von Aminophenazon offensichtlich durch den Zeitpunkt der Einnahme der Mahlzeiten synchronisiert wurden.

Tageszeitliche Unterschiede im pharmakokinetischen Verhalten sind auch beim Antiphlogistikum Indometacin nachgewiesen worden [90, 91]. Neun Probanden erhielten das Pharmakon in einer Dosierung von 100 mg zu 5 verschiedenen Tageszeiten (7, 11, 15, 19, 23 Uhr). Während die Fläche unter der Zeit-Wirkungs-Kurve nicht signifikant unterschiedlich zu den verschiedenen Applikationszeitpunkten von Indometacin war, wurden um 7 und 11 Uhr morgens etwa 40 % höhere Plasmakonzentrationen erzielt als um 19 Uhr. Gleichzeitig wurden maximale Plasmakonzentrationen bei Applikation von Indometacin um 7 und 11 Uhr wesentlich schneller erreicht als bei Applikation um 19 Uhr.

Alle diese Befunde weisen darauf hin, dass auch beim Menschen unter normalen Lebensbedingungen rhythmische Variationen in kinetischen Parametern von Arzneimitteln vorhanden sein können, die bei der Durchführung pharmakokinetischer Untersuchungen berücksichtigt werden müssen. Inwieweit solche Tagesrhythmen in der Resorption und/oder in der Metabolisierung von Arzneimitteln beim Menschen exogen bedingt sind, muss im Einzelfall untersucht werden. Auf tageszeitabhängige Unterschiede in der Kinetik von Arzneimitteln, die ebenfalls in der Leber metabolisiert werden, wie Theophyllin, Propranolol und Metoprolol wird in anderen Kapiteln eingegangen.

Für die Ausscheidung von Arzneistoffen oder deren Metaboliten über die Galle ist zu berücksichtigen, dass die Ausscheidung von Gallenflüssigkeit, Gallensalzen, Cholesterin und Phospholipiden ebenfalls tagesrhythmisch variiert (s. Abb. 3.15).

Auf die Chronokinetik der lipophilen β-Rezeptorenblocker Propranolol und Metoprolol bei Ratten wird im Kapitel 7 eingegangen.

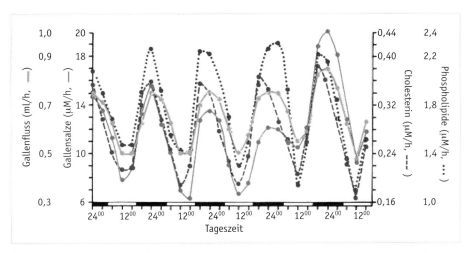

Abb. 3.15: Tagesrhythmen in der Ausscheidung von Gallenflüssigkeit, Gallensalzen, Cholesterin und Phospholipiden über 5 Tage bei Ratten. Nach Lit. [92].

3.4. Renale Ausscheidung von Arzneimitteln

Von allen Organen des Körpers zeichnen sich die Nieren am stärksten dadurch aus, dass ihre verschiedensten Funktionen 24-Stunden-Rhythmen bei Mensch und Tier aufweisen. Dies gilt z. B. für den renalen Plasmafluss, die glomeruläre Filtrationsrate, den pH-Wert des Urins und die Ausscheidung von Elektrolyten und Endprodukten des Stoffwechsels. Da den Nieren bei der Elimination von Arzneimitteln eine besondere Rolle zukommt, müssen sich solche Rhythmen in der Nierenfunktion auf die Ausscheidung renal eliminierter Pharmaka auswirken. Dabei spielen vor allem circadiane Rhythmen in der glomerulären Filtrationsrate mit erhöhten Werten am Tag beim Menschen und in der Nacht beim nachtaktiven Nager sowie tageszeitliche Veränderungen im pH-Wert des Urins eine Rolle. Letzteres gilt für Arzneimittel, deren Dissoziationsgrad als schwache Säuren und Basen vom pH-Wert des Urins beeinflusst wird und damit deren renale Eliminationsrate. Circadiane Variationen in der Elimination sind beispielsweise für Amphetamin, Sulfonamide wie Sulfasymazin und Sulfisomidin, Salicylate, Lithium, Atenolol und Sotalol nachgewiesen worden. Desgleichen wird die Ausscheidung infundierter Elektrolyte wie Kaliumchlorid durch die 24-Stunden-Rhythmik in der Nierenfunktion beeinflusst.

Die Ausscheidung von Substanzen, die mit dem Urin ausgeschieden werden, unterliegt stark circadianen Variationen (s. Abb. 1.8). Schon 1877 beschrieb Quincke eine „eigenthümliche periodische Schwankung in der Harnabsonderung" [93]. Ihm fiel bei verschiedenen Patienten eine „morgenthliche Harnflut" auf, während die stündliche Harnsekretion während des Schlafes vermindert war. In einer ausführlichen Studie,

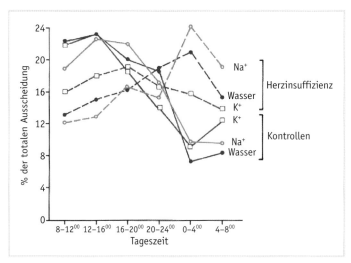

Abb. 3.16: Circadiane Variationen in der Ausscheidung von Wasser, Natrium und Kalium bei Gesunden (gerade Linien) und Patienten mit Herzinsuffizienz (strichliert). Nach Lit. [98].

Über Tag- und Nacht-Harn, beschrieb Quincke dann 1893 [94], dass bei Gesunden die stündliche Harnsekretion in der Nacht geringer ist als am Tage, und zwar im Verhältnis von 1:2 bis 1:4, und bei manchen Kranken sich dieses Verhältnis zugunsten der Nacht bis 2:1 verschob (s. Tab. 7). Seither wurden in verschiedenen detaillierten Untersuchungen beim Menschen und beim Versuchstier tagesrhythmische Schwankungen in verschiedenen Parametern der Nierenfunktion nachgewiesen (s. a Lit. [95], [96], [97]).

So ist beim Menschen nicht nur die Urinmenge am Tage, also in der Aktivitätsperiode, größer als in der Nacht, auch die Chlorid-, Harnstoff- (s. Abb. 3.11) sowie die Natrium- und Kaliumausscheidung (s. Abb. 3.16) weisen circadiane Variationen auf (s. a. Abb. 1.8). In der Aktivitätsperiode des Menschen, also am Tag, ist die Urinmenge erhöht, und die im Urin gelösten Bestandteile werden vermehrt ausgeschieden.

Tab. 3.4: Stündliche Harnsekretion im Verhältnis Tag/Nacht bei Gesunden und Kranken. Nach Lit. [93].

Gesunde	100 : 25 bis 100 : 60
Kranke [Herzkranke, Nierenkranke, ältere Patienten]	100 : 100 bis 100 : 200

Tab. 3.5: Urinausscheidung bei Nachtwachen, die mindestens 4 Wochen in der Nachtwache waren (gleichmäßige Verteilung der Flüssigkeitszufuhr über 24 Stunden), Mittelwert ± SEM, n = 17. Nach Lit. [102].

Vormittags 6–10 Uhr	Nachmittags 10–18 Uhr	Abends 19 –24 Uhr	Nachts 24–6 Uhr
127 ± 23 ml	64 ± 6.6 ml	44 ± 4.8 ml	32 ± 3.2 ml

Schon im Jahre 1940 hat Gerritzen [74] in einem Selbstversuch über 74 Stunden die Tagesrhythmen in der Ausscheidung von Wasser, Chlorid und Harnstoff dokumentiert (s. Abb. 3.11). Quincke hatte 1893 [96] einen inversen Rhythmus an der Urinausscheidung bei Kranken beobachtet (s. Tab. 3.4). Dieses Phänomen wurde in der Folge auch von späteren Untersuchern bei Patienten mit Herzinsuffizienz oder Lebererkrankungen beschrieben [99], [100], [101]. Dieser inverse Rhythmus der Wasser-, Natrium- und Kaliumausscheidung bei Patienten mit Herzinsuffizienz ist in Abbildung 3.16 dargestellt.

Die nächtliche Polyurie ist auch noch heute eine wichtiges Symptom, das von Patienten mit Herzinsuffizienz geschildert wird. Es wurde zunächst vermutet, dass eine direkte Abhängigkeit zwischen körperlicher Aktivität und Ruhe und den Minima und Maxima dieser renalen Ausscheidungsmuster besteht. Doch Jores [102] folgerte schon 1933 aufgrund von Untersuchungen über die Urinausscheidung bei Nachtwachen, dass ein zentral bedingter Rhythmus, ähnlich wie er für die Körpertemperatur besteht, für die nächtliche Urineinschränkung verantwortlich sein müsste (s. Tab. 3.5). Neuere Untersuchungen bestätigen den Befund Quinckes [96], dass die Rhythmik in der Urinausscheidung älterer Patienten verändert ist, wie aus Abbildung 3.17 durch neueste Untersuchungen bestätigt wird [103]. Die Kapazität der Blase nimmt in der Nacht ab, die Urinfrequenz zu.

Die circadianen Rhythmen in der Ausscheidung der Ionen sind jedoch, wie von verschiedenen Autoren gezeigt, unabhängig von der Nahrungsaufnahme, der körperlichen Aktivität, vollständiger Ruhe oder der Natriumzufuhr.

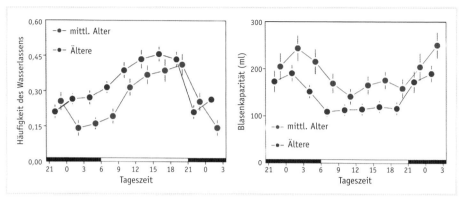

Abb. 3.17: Häufigkeit des Wasserlassens (links) und der Blasenkapazität (rechts) bei Männern im mittleren Alter von 54,7 Jahren (rot, n=24) und im Alter von 71,6 Jahren (blau, n=26). Nach Lit. [103].

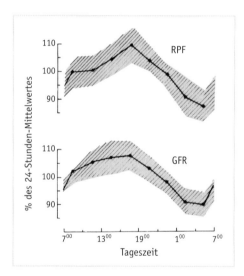

Abb. 3.18: Rhythmen in der glomerulären Filtrationsrate (GFR) und in dem renalen Plasmafluss (RPF) bei einer Gruppe 8 männlicher und 4 weiblicher Gesunder. Nach Lit. [104].

Auch der renale Plasmafluss und die glomeruläre Filtrationsrate beim Menschen weisen circadiane Rhythmen auf (s. Abb. 3.18). Wiederum sind Maximalwerte am Tag zu beobachten, wobei die Amplitudenschwankungen um einen 24-Stunden-Mittelwert mit 25 % bzw. 23 % recht beachtlich sind [104].

In diesem Zusammenhang ist es von Interesse, dass kürzlich auch eine Rhythmik im Auftreten von Nierenkoliken beschrieben worden ist (s. Abb. 3.19), die ein Maximum in den nächtlichen Stunden aufweist [105].

Auch bei nachtaktiven Ratten sind Rhythmen in der Nierenfunktion (glomeruläre Fliltrationsrate, renaler Plasmafluss, Diurese, PAH- und Kreatinin-Clearance, Ausscheidung von Kreatinin und Elektrolyten [106], aber auch von Nitrat/Nitrit [107], [108] gezeigt worden, allerdings liegen die Maxima erwartungsgemäß in der Nacht (s. Abb. 3.20 u. 3.21), also phasenverschoben zum tagaktiven Menschen.

Die in Abbildung 3.21 dargestellte Rhythmik in der Ausscheidung von Nitrat/Nitrit ist von zweifacher Bedeutung: Erstens ist die Ausscheidung bei den transgen-hypertensiven Ratten niedriger, was sehr gut mit der Hypertonie dieser Tiere einhergeht (s. Abb. 7.20). Zweitens ist bei beiden Stämmen eine deutliche altersabhängige Abnahme der Nitrat/Nitrit-Ausscheidung festzustellen [107], d. h. die Vasodilatation durch NO nimmt mit dem Alter ab.

Abb. 3.19: Rhythmik im Auftreten von Nierenkoliken bei 3360 Patienten. Aus Lit. [105]. ▷

Abb. 3.20: Rhythmik im renalen Plasmafluss (PAH-Clearance, links) und in der Natriumausscheidung (rechts) bei normotensiven Sprague-Dawley- (SPR) und transgen-hypertensiven (TGR) Ratten. Nach Lit. [106]. ▽

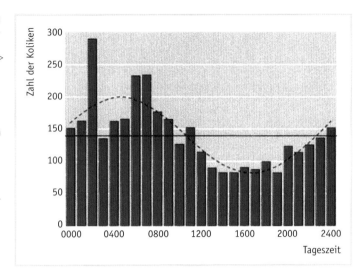

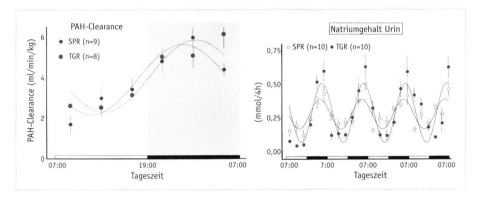

Abb. 3.21: Rhythmik in der Ausscheidung von Nitrat/Nitrit (Nox) bei normotensiven Sprague-Dawley (SPDR) und transgen-hypertensiven (TGR) Ratten bei 2 verschienenen Lebensaltern. Aus Lit. [107].

Tab. 3.6: Pharmakokinetik von Sulfasymazin (pKa = 5,5) am Tag und in der Nacht bei 17–19 Probanden, Mittelwert ± SD. Aus Lit. [112]

	Tag-Periode	Nacht-Periode
Halbwertszeit im Serum [h]	13,5 ± 7,0	35,0 ± 18,9
Urinmenge [ml]	1025 ± 578	935 ± 483

In Anbetracht dieser chronobiologischen Befunde ist es nicht erstaunlich, dass auch die renale Ausscheidung von Arzneimitteln tageszeitliche Variationen aufweisen kann. So wurden ausgeprägte Unterschiede im Ausmaß der renalen Ausscheidung von Amphetamin [109] mit erhöhten Ausscheidungsraten am frühen Morgen beim Menschen nachgewiesen. Indem diese Autoren den pH des Urins vom pH 5,0 bis pH 8,0 veränderten – wobei die Ausscheidung an Amphetamin zwischen 60 % und 5 % verändert wurde – konnten sie einen indirekten Hinweis dafür geben, dass das rhythmische Muster in der Ausscheidung von Amphetamin unter physiologischen Bedingungen wahrscheinlich durch tageszeitliche Veränderungen im pH des Urins bedingt ist. Dass der pH des Urins sich beim Menschen nicht konstant verhält, war schon vor über 150 Jahren von Jones [110] beschrieben worden. Später (s. a. Abb. 1.8) konnten circadiane Variationen des pH-Wertes im Urin des Menschen mit niedrigen Werten während des Schlafes und einem Anstieg nach dem Aufwachen nachgewiesen werden [18].

Die Eliminationsgeschwindigkeit saurer Arzneimittel muss sich spiegelbildlich zu der von basischen Arzneimitteln wie Amphetamin verhalten. Diese Vermutungen konnten durch verschiedene Untersuchungen der Arbeitsgruppe um Dettli beim Menschen bestätigt werden. Tabelle 3.6 zeigt, dass die Eliminationshalbwertszeit des Sulfonamids Sulfasymazin, das einen pKa-Wert von 5,5 hat, in der Nacht etwa 3-fach länger war als am Tage [111]. Auch die Halbwertszeit von Sulfisomidin war bei 26 Kindern in einem Alter bis zu 1 Jahr in der Nacht länger als am Tage [112].

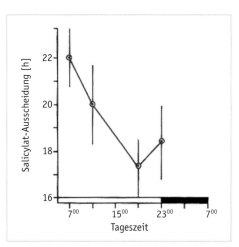

Abb. 3.22: Dauer der Salicylatausscheidung im Urin nach oraler Einnahme von 1 g Acetylsalicylsäure bei 6 Probanden, Mittelwert ± SEM. Aus Lit. [113].

Die Salicylsäure mit einem pKa-Wert von 2,97 weist beim Menschen ebenfalls diurnale Variationen (s. Abb. 3.22) mit einer Verlängerung der Ausscheidungsdauer in der Nacht bzw. am frühen Morgen auf [113]. Bei Ratten sind auch tageszeitliche Unterschiede in den Plasmakonzentrationen an Natriumsalicylat nachgewiesen worden [114]. Dabei waren die Plasmakonzentrationen in der Ruheperiode, d. h. am Tage, höher als in der Nacht (s. Abb. 3.23). Nimmt man bei dieser Spezies ebenfalls eine beschleunigte Ausscheidung an Natriumsalicylat in deren Aktivitätsperiode, d. h. in der Nacht an, so stimmen tier- und humanpharmakokinetische Befunde unter Berücksichtigung der unterschiedlichen circadianen Phasenlage überein.

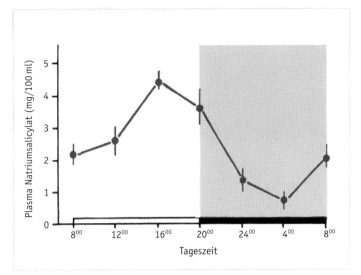

Abb. 3.23: Tageszeitliche Änderung in den Plasmakonzentrationen von Natriumsalicylat bei Ratten nach i. p. Applikation von 20 mg/kg zu verschiedenen Tageszeiten. Nach Lit. [114].

Diese Ergebnisse weisen darauf hin, dass die renale Ausscheidung von Pharmaka vom pKa-Wert des Arzneimittels abhängig ist und daher durch circadiane Variationen im pH-Wert des Urins modifiziert werden kann.

Die Bedeutung des circadianen Rhythmus in der glomerulären Filtrationsrate für die renale Elimination von Pharmaka lässt sich auch für Lithium (s. Kap. 8) bei Ratten

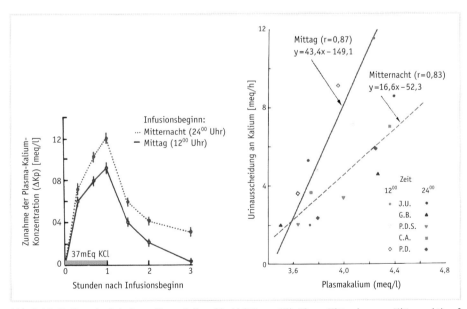

Abb. 3.24: Einfluss der Infusionszeit von Kaliumchlorid (37 meq KCl, 1 h am Mittag bzw. um Mitternacht) auf die Plasmakaliumkonzentration (links) und die Beziehung zwischen der Plasmakonzentration und der Urinausscheidung (rechts) bei 5 Probanden. Aus Lit. [118].

45

Tab. 3.7: Stärkere Erhöhung der T-Welle im EKG (Brustwandableitungen) bei Infusion einer Kaliumchloridlösung (37 meq in 1 Stunde) um 24.00 Uhr als um 12.00 Uhr bei 5 Probanden, Mittelwerte ± SEM. *p<0,01. Aus Lit. [118].

EKG-Ableitung	T-Wellen Erhöhung im EKG nach Kaliuminfusion als % der Kontrolle	
	am Mittag	um Mitternacht
V_4	48 ± 13	84 ± 22
V_5	18 ± 3	52 ± 10*
V_6	21 ± 6	45 ± 14

und beim Menschen nachweisen [115], [116]. So war nach Gabe von Lithium im Futter oder nach intraperitonealer Injektion die renale Clearance von Lithium bei Ratten am größten in der Nacht und war damit proportional zum Rhythmus in der glomerulären Filtrationsrate. Entsprechend der entgegengesetzten circadianen Phasenlage beim Menschen war nach oraler Gabe von Lithium die renale Lithiumausscheidungsrate in der Nacht geringer als am Tage [115].

Auf die Pharmakokinetik der hydrophilen β-Rezeptorenblocker Atenolol und Sotalol [117] wird in Teil 7 eingegangen.

Die unterschiedliche Ausscheidung von Kaliumchlorid durch die Nieren scheint auch für die tageszeitlich unterschiedliche Toxizität einer Kaliuminfusion verantwortlich zu sein, wie Moore-Ede et al. [118] nachweisen konnten. Bei Patienten, die in ihrer Nahrungszufuhr genau bilanziert worden waren, führte eine einstündige Kaliuminfusion um Mitternacht zu wesentlich höheren Plasmakaliumkonzentrationen als bei Infusion am Mittag (s. Abb. 3.24).

Die durch die Infusion von Kaliumchlorid ausgelöste Veränderung im EKG (Erhöhung der T-Welle) war um Mitternacht stärker ausgeprägt als am Mittag (s. Tab. 3.7), was für die Intensivmedizin von Bedeutung sein könnte.

3.5. Zur Chronopharmakologie des Alkohols

Alkohol ist zwar kein Arzneimittel, jedoch von großer sozial- und gesundheitspolitischer Bedeutung. Untersuchungen beim Menschen zeigten, dass entgegen der allgemeinen Annahme auch die Kinetik des Alkohol von der Tageszeit der Einnahme beeinflusst wird. Darüber hinaus lassen sich signifikante Unterschiede in Chronopharmakokinetik des Alkohol zwischen Männern und Frauen nachweisen.

So konnten schon sehr früh Reinberg et al. [119] und Sturtevant et al. [120] nachweisen, dass beim Menschen die maximalen Blutalkoholkonzentrationen bei Alkoholeinnahme am frühen Morgen höher lagen als bei Einnahme von Alkohol in der Nacht (s. Abb. 3.25), ein Befund, der auch von anderen bestätigt wurde [121].

Auch wurden am frühen Morgen schneller maximale Alkoholkonzentrationen als in der Nacht (s. Abb. 3.24) erreicht. Hierzu ergeben sich interessante Parallelen zu Tierversuchen. Bei einem bestimmten Mäusestamm (LS-Mäuse) wurden ebenfalls auf die

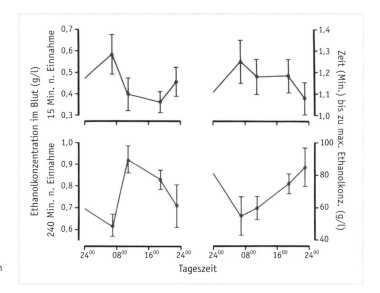

Abb. 3.25: Chrono-pharmakokinetische Daten von Alkohol beim Menschen. Nach Lit. [119].

gleiche Dosis von Alkohol höhere Blutalkoholkonzentrationen zu Beginn der Aktivitätsperiode als in der Ruheperiode beobachtet [122]. Diese Befunde (s. Abb. 3.26) zeigen, dass die Alkoholelimination offensichtlich einer genetischen Kontrolle unterliegt, da diese tagesrhythmischen Variationen in der Blutalkoholkonzentration bei einem anderen Mäusestamm (SS-Mäuse) nicht zu beobachten waren (s. Abb. 3.26). Auf genetische Unterschiede in der Alkoholkinetik weisen auch die an Weißen und Tarahumara-Indianern erhaltenen Befunde hin, beide Kollektive verhielten sich ihrer Tageszeitabhängigkeit invers zueinander [122].

Tageszeitliche Unterschiede in den Bluteliminationsraten beim Menschen wurden auch von Sturtevant und Mitarbeitern [120], [123] berichtet, die darüber hinaus auch ausgeprägte interindividuelle Unterschiede beim Menschen nachweisen konnten [123], die die Hypothese der genetischen Abhängigkeit stützen. Signifikante Unterschiede be-

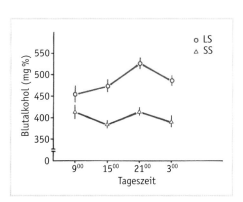

Abb. 3.26: Blutalkoholkonzentration nach 4,1 g/kg i. p. bei 2 Mäusestämmen (LS, SS). Nach Lit. [122].

Tab. 3.8: Chronopharmakokinetik von Ethanol beim Menschen. Zu 6 verschiedenen Tageszeiten (01.00, 05.00, 09.00, 13.00, 17.00, 21.00 h) nahmen 3 Männer und 5 Frauen 0.8 mg/kg Ethanol zu sich. Für alle Parameter konnten signifikante Rhythmen nachgewiesen werden. Unterschiede zwischen Männern und Frauen *p<0,05, ** p<0,001. Aus Lit. [124].

	Geschlecht m / w	Mesor ± SEM	Amplitude	Acrophase Referenz 00.00 h	Rhythmus p =
Maximum der Urinkonzentration [mg/100 ml]	m	81,1 ± 2,1	10,1	12,45 h	0,0113
	w	88,6 ± 1,5	10,0	04,05 h	0,0070
Eliminationsrate [mg/100 ml/min]	m	0,246 ± 0,008	0,041	07,57 h	0,0139
	w	0,276 ± 0,005**	0,029	02,44 h	0,0029
Ethanol-induzierte Diurese [ml]	m	244,5 ± 23,1	149,2	06,56 h	0,0029
	w	329,3 ± 21,6*	103,7	08,29 h*	0,0137

stehen auch in der renalen Elimination von Alkohol beim Menschen. Zusätzlich sind, wie Tabelle 3.8 zeigt, auch geschlechtsspezifische Unterschiede zu beobachten [124]. Circadiane Variationen in den Clearance-Raten von Blutalkohol nach intraperitonealer Applikation von 1,5 g pro kg bei Ratten sind auch in der Abbildung 3.27 wiedergegeben [121]. In dieser Untersuchung war die Alkoholelimination aus dem Blut am Ende der Dunkelperiode signifikant größer als am Ende der Ruheperiode.

Berücksichtigt man eine mögliche genetische Komponente in der Metabolisierung des Alkohols, so zeigen im Prinzip die human- und tierexperimentellen Untersuchungen zur Chronopharmakokinetik von Alkohol, dass am Ende der Aktivitätsperiode im Prinzip wohl eine schnellere Alkoholelimination erfolgt als zu anderen Tageszeiten. Es sollte jedoch dabei berücksichtig werden, dass die Eliminationskurven von Alkohol durch viele verschiedene Prozesse beeinflusst werden, die theoretisch ebenfalls tageszeitlichen Variationen unterliegen können.

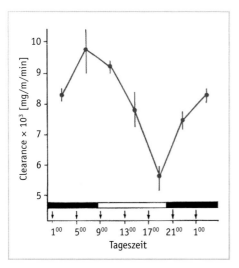

Abb. 3.27: Clearance des Blutalkohols nach Alkoholgabe (1,5 g/kg, i. p.) bei Ratten zu 7 verschiedenen Tageszeiten. Nach Lit. [121].

4.

Asthma bronchiale und Antiasthmatika

Tagesrhythmen in Lungenfunktionen, in der Empfindlichkeit der Schleimhaut der Atemwege und der Haut auf Allergene und bronchokostriktorische Substanzen sind wichtige Befunde zur Symptomatik und Pathogenese des Asthma bronchiale. Die Chronopathologie das Asthmas hat Eingang gefunden in nationale und internationale Empfehlungen zur Stadieneinteilung zur Diagnose und Therapie dieser Erkrankung.

Sowohl die Kinetika und/oder die Wirksamkeit von Antiasthmatika wie Theophyllin, β_2-Sympathomimetika, Anticholinergika, Glucocorticoiden und Antileukotriene können tageszeitabhängigen Variationen unterliegen. Beim nächtlichem Asthma ist vor allem die abendliche Applikation von Antiasthmatika – entweder als höhere Dosis oder als Einmaldosis – therapeutisch sinnvoll, wie dies für Theophyllin, einzelne kurzwirkende β_2-Sympathomimetika und Anticholinergika nachgewiesen wurde.

Nächtliches Asthma bronchiale:

Theophyllin	abendliche Einzeldosis bzw. abendliche 2/3 Dosis
β_2-Sympathomimetika	
Terbutalin p. o.	höhere Dosis abends
Bambuterol p. o.	Gabe abends
Formoterol p. inh.	Gabe morgens und abends
Salmeterol p. inh.	Gabe morgens und abends, bzw. einmal abends
β_2-Sympathomimetika, langwirkende	Gabe morgens, mit Wirkung auch über die Nacht
Anticholinergika	höhere abendliche Dosis (?)
Corticoide	
p. o.	Gabe ca. um 15 Uhr
p. inh.	noch unzureichende Datenlage für eine Chronotherapie
Leukotrien-Antagonisten	unzureichende Datenlage für eine Chronotherapie

4.1. Asthma bronchiale

Auf die Chronopathologie des Asthma bronchiale und die historischen Berichte zur Rhythmik in der Pathophysiologie ist bereits eingegangen worden (s. Kap. 2). Aus der ausgeprägten Tageszeitabhängigkeit der Symptomatik ergibt sich schon, dass dies Konsequenzen für die Pharmakotherapie haben muss. Moderne epidemiologische Studien zeigen die überwiegend nächtliche Symptomatik der Asthmaanfälle, wie in Abbildung 4.1 dargestellt. Sie wurde bereits von Caelieus Aurelanius [43], Wirsung [44] und Floyer [42], siehe auch Kapitel 2, beschrieben [125].

Dem nächtlichen Asthma scheinen komplexe Interaktionen verschiedener circadianer Rhythmen hormoneller, biochemischer und zellulärer Funktionen zugrunde zu liegen, die im Gegensatz zum Gesunden beim Asthmatiker vor allem in der Nacht zu ausgeprägten Bronchokonstriktionen führen, wie mit Hilfe eines Peak-Flow-Meters leicht nachzuweisen ist (s. Abb. 4.2).

Verschiedene Faktoren tragen zu dieser erhöhten Empfindlichkeit in der Nacht bei, so neben adrenergen auch cholinerge Mechanismen, sowie das NANC-System (non-

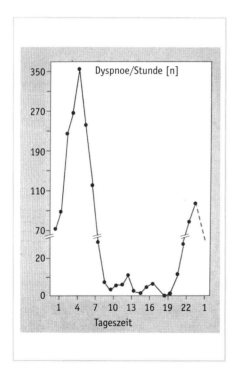

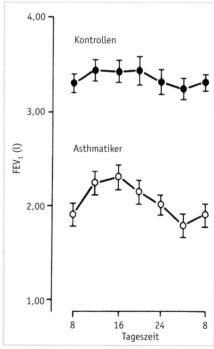

Abb. 4.1: Circadiane Rhythmik im Auftreten von Dyspnoe bei 1631 Patienten. Nach: Lit. [125].

Abb. 4.2: Rhythmik in der Lungenfunktion am Beispiel des forcierten Expirationsvolumen in der ersten Sekunde (FEV_1), gemessen mit einem Peak-Flow-Meter. Bei Asthmatikern ist nicht nur der FEV_1-Wert niedriger, die Amplitude der Rhythmik aber größer als beim Gesunden. Nach Lit. [126].

adrenergic-non-cholinergic mechanisms) und verschieden Peptide [123]. Auch die Empfindlichkeit der Lungen auf bronchokonstriktorische Substanzen wie Histamin, Acetylcholin (s. Abb. 4.3) und Allergene wie Hausstaub (s. Abb. 4.4 und 4.5) ist während der nächtlichen Stunden erhöht [127], [128] [129].

Auch die Plasmacortisolkonzentration weist eine ausgeprägte Rhythmik auf (s. Abb. 4.6), wie in vielen Untersuchungen weltweit nachgewiesen.

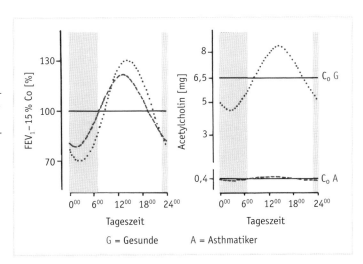

Abb. 4.3: Rhythmus in der bronchokonstriktorischen Wirkung (Verminderung des FEV₁) nach Aerosolgabe von Acetylcholin bei 8 gesunden Probanden bzw. 6 Asthmatikern. Beide Gruppen waren synchronisiert mit der Aktivitätsperiode von 7–23 Uhr und nächtlicher Ruhe (schraffiertes Feld). Nach Lit. [127].

G = Gesunde   A = Asthmatiker

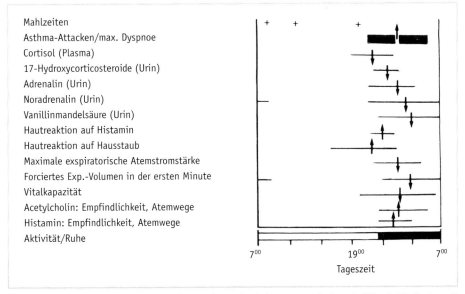

Abb. 4.4: Beziehung zwischen dem zeitlichen Maximum des Auftretens von Asthma-Anfällen bei Patienten mit allergischen Asthma und dem circadianen Maximum (Acrophase) bzw. Minimum (Bathyphase) in physiologischen Funktionen dieser Patienten. Nach Lit. [127].

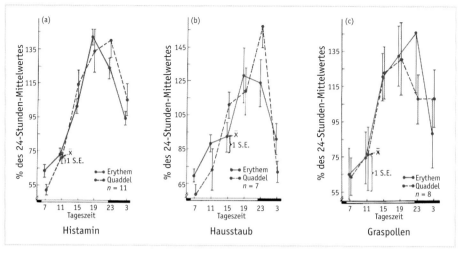

Abb. 4.5: Rhythmik in der Hautreaktion auf Histamin, Hausstaub und Graspollen. Die allergische Reaktion ist jeweils ausgeprägter zu Beginn der Ruheperiode. Nach Lit. [129].

Für die Therapie des Asthma bronchiale kann diese rhythmische Organisation nicht ohne Konsequenzen sein. Vor allem für die therapeutisch bedeutsamsten Gruppen an Antiasthmatika, den β_2-Sympathomimetika, den Xanthinderivaten, den Glucocorticoiden und den Anticholinergika liegen Befunde vor, die zeigen, dass ihre therapeutisch erwünschten Wirkungen, ihre unerwünschten Wirkungen aber auch z. T. ihre Pharmakokinetik eine ausgeprägte circadiane Phasenabhängigkeit aufweisen können (s. Lit. [20], [131], [132], [133], [134], 135]).

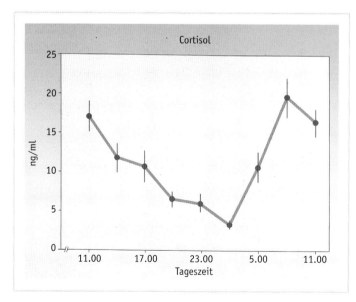

Abb. 4.6: Circadiane Rhythmik in der Plasmacortisolkonzentration bei 18 gesunden Probanden (Mittelwert ± SEM). Nach Lit. [130].

Krankheitstypisch sind tageszeitliche Schwankungen der Messwerte (i. e. im Peak-Flow) mit einem morgendlichen Abfall um 15 % oder mehr.

Abb. 4.7: Empfehlungen der Deutschen Atemwegsliga zum Asthmamanagement bei Erwachsenen und Kindern [136].

Von Bedeutung ist, dass im Jahre 1989 erstmals von der Food and Drug Administration in den USA und dem damaligen Bundesgesundheitsamt in Deutschland ein Theophyllin-Präparat zur einmaligen abendlichen Anwendung bei nächtlichem Asthma zugelassen wurde. Auch die Deutsche Atemwegsliga [136] (s. Abb. 4.7) und eine internationale Consensus-Konferenz National Heart, Lung, and Blood Institute. Expert Panel report 2: Guidelines for the Diagnosis, and Management of Asthma [EPR-2]. Natonal Institutes of Health, pub no 97–4051, 1997 vermerken in ihren Empfehlungen, dass eine abendliche Dosissteigerung bzw. eine hohe abendliche Einzeldosis an Theophyllin bei nächtlichem Asthma empfehlenswert sein kann (s. a. Lit. [138]).

		Bezeichnung	Symptome		FEV_1/PEF
			Tag	Nacht	Sollwert
4	Persistierend	Schwer	Ständig	Häufig	$< 60\%$
3		Mittelgradig	Täglich	$< 1 \times$ pro Woche	$> 60/< 80\%$
2		Leicht	$< 1 \times$ täglich	$< 2 \times$ pro Monat	$> 80\%$
1		Intermittierend	$< 2 \times$ pro Woche	$> 2 \times$ pro Monat	$> 80\%$

Abb. 4.8: Stufenschema zur Einteilung des Schweregrades des Asthma bronchiale. Nach Lit. [136].

	Bedarfsmedikation	Dauermedikation
4		Wie Stufe 3, jedoch inhalative Glucocorticoide hohe Dosis **plus** orale Glucocorticoide
3	Kurzwirksame β_2-Sympathomimetika (Anticholinergika)	inhalative Glucocorticoide langwirksame β_2-Sympathomimetika
2		Theophyllin inhalative Glucocorticoide niedrige Dosis
1		alternativ: DNCG, Nedocromil keine
Antileukotriene können bei den Schweregraden 2–3 eingesetzt werden		

Abb. 4.9: Stufenschema zur Therapie des Asthma bronchiale aufgrund des diagnostischen Stufenschemas (s. Abb. 4.8). Nach Lit. [136].

Dementsprechend basiert die Einteilung in das Stufenschema der Diagnostik (s. Abb. 4.8) und Therapie (s. Abb. 4.9) des Asthma bronchiale auch auf der circadianen Variation (Tag-, Nachtwerte) in den Symptomen [136].

4.1.1. Theophyllin

Die weltweit meisten chronopharmakologischen klinischen Untersuchungen sind für die verschiedensten Theophyllinpräparate einschließlich ihrer unterschiedlichsten galenischen Formulierungen veröffentlicht worden, in den letzten Jahren weit über 50 Studien (z. B. [131], [133]). Die chronopharmakokinetischen Ergebnisse (s. Abb. 4.10) zeigen, dass, wie erstmals von Scott et al. [139] beschrieben, in der Regel bei morgendlicher Gabe die maximale Plasmakonzentration (C_{max}) größer und/oder die Zeit bis zum Erreichen der maximalen Konzentration (t_{max}) kleiner ist als bei abendlicher Einnahme.

In der Nacht sind darüber hinaus oft höhere Dosen an Theophyllin notwendig als tagsüber, um einen ausreichend therapeutischen Effekt zu erzielen [140]. Die Abbildung 4.11 macht deutlich, dass über 24 Stunden mehr oder weniger konstante Plasmaspiegel an Theophyllin nicht optimal sein müssen, da sie den nächtlichen Abfall in der Lungenfunktion der Asthmatiker nicht ausreichend beseitigen können. Hingegen wirkt eine einmalige abendliche hohe Gabe an Theophyllin mit konsekutiv höheren Plasmakonzentrationen in der Nacht der nächtlichen Verschlechterung in der Lungenfunktion entgegen, obwohl bei dieser Applikationsweise große tageszeitliche Schwankungen in den Theophyllin-Plasmakonzentrationen auftreten [140].

Die Studie in Abbildung 4.11 zeigt auch, dass das den Plasma-Konzentrations-Profilen anhaftende Paradigma „the flatter the better" nicht richtig sein muss [141]. Es scheint manchmal sogar vorteilhaft zu sein, größere Schwankungen in den Plasmaspiegeln über einen Zeitraum von 24 Stunden zu akzeptieren, um therapeutisch effektiver zu sein.

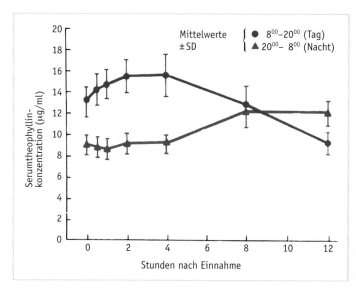

Abb. 4.10: Rhythmik in den Theophyllin-Plasmakonzentrationen nach Gabe von retardiertem Theophyllin bei zweimal täglicher Gabe bei 13 asthmatischen Kindern über mindestens eine Woche. Nach Lit. [139].

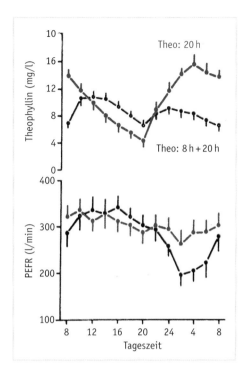

Abb. 4.11: Theophyllin-Plasmakonzentrationen (oben: mg/l) und Wirkungen auf die Lungenfunktion (unten: PEFR l/min) nach Zweimalgabe um 8 und um 20 Uhr (schwarz) bzw. nach Einmalgabe (rot) der gesamten Dosis um 20 Uhr bei asthmatischen Patienten. Nach Lit. [140].

Damit haben die chronobiologischen und chronopharmakologischen Befunde Eingang gefunden in nationale und internationale Empfehlungen zur Diagnose und Behandlung des Asthma bronchiale: Je größer die Tag-Nacht-Amplitude in der pathologisch veränderten Lungenfunktion ist, umso schwerer ist der Grad der Schädigung und umso mehr Medikamente müssen den Asthmatikern verordnet werden. Dies gilt national und international, damit hat die chronopharmakologische Forschung einen wesentlichen Beitrag zu einer Verbesserung der Diagnose und Behandlung einer zahlenmäßig großen Gruppe von Patienten beigetragen.

4.1.2. β₂-Sympathomimetika

Während eine Chronopharmakokinetik von Theophyllin seit längerem bekannt ist, wurden entsprechende Befunde für β-Sympathomimetika nur vereinzelt beschrieben [142]. Sie konnten bei gesunden Probanden nach siebentägiger Aufsättigung mit oralem Terbutalin (7,5 mg jeweils um 7.30 Uhr und 19.30 Uhr) signifikant höhere Plasmaspiegel nach morgendlicher als nach abendlicher Pharmakongabe nachweisen (24,0 ± 8,7 vs 10,0 ± 6,3 nmol/l), auch t_{max} war morgens mit 3,5 h signifikant kürzer als abends mit 6,2 h (s. Abb. 4.12).

Tags und nachts über gleiche Terbutalin-Plasmakonzentrationen beobachteten Koeter und Mitarbeiter [143] nach doppelt so hoher Dosierung abends (10 mg) wie morgens (5 mg) eines ebenfalls retardierten Terbutalin-Präparates, das Patienten mit

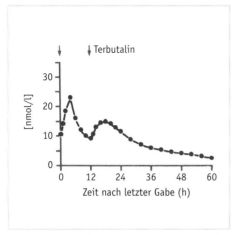

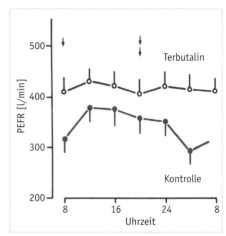

Abb. 4.12: Chronokinetik von oral gegebenem Terbutalin (2–mal täglich) bei asthmatischen Patienten. Nach morgendlicher Gabe ist C_{max} größer und t_{max} kürzer als nach abendlicher Gabe. Nach Lit. [142].

Abb. 4.13: Wirkung einer ungleichen Gabe von oralem Terbutalin (morgens 5 mg, abends 10 mg) auf die Lungenfunktion von Asthmatikern. Nach Lit. [143].

chronischer Lungenobstruktion nicht-allergischer Genese über eine Woche verordnet wurde (s. Abb. 4.13). Mit dieser ungleichen Dosierung gelang es, die nächtlich ausgeprägte Dyspnoe zu verhindern.

Diese beiden Studien zeigen, dass bei β_2-Sympathomimetika die Pharmakokinetik und die Wirkungen mit der Tageszeit variieren können, aus den Befunden lässt sich weiterhin ableiten, dass auch die Dosis-Wirkungs-Beziehung von oralem Terbutalin einer circadianen Rhythmik unterliegen muss.

Jüngste Untersuchungen mit dem langwirkenden β_2-Sympathomimetikum Bambuterol zeigten, dass die einmalige abendliche Gabe (20 mg um 20:00 Uhr über 4 Wochen) die Atemwegsfunktionen nachts verbesserte, dabei wurde der 24-Stunden-Wert nicht verändert, aber die Amplitude verkleinert [144], was hinsichtlich des o. g. Stufenschemas eine Verbesserung bedeutet. Bei dieser Applikationsweise wiesen natürlich die Plasmakonzentrationsprofile große Tagesschwankungen mit Maximalwerten von Bambuterol und seines Metaboliten Terbutalin am Abend auf, eine tageszeitvergleichende Pharmakokinetik (morgens versus abends) wurde nicht durchgeführt.

Die inhalative Applikation von Formoterol oder Salmeterol konnte bei Patienten mit mildem Asthma die Lungenfunktion verbessern [145]. Gleiche Dosen, zu 7 verschiedenen Tageszeiten untersucht, hoben die Schwelle an, Phase und circadianes Profil des FEV_1 wurden allerdings nicht beeinflusst.

4.1.3. Anticholinergika

Auch Anticholinergika sind bei gleicher Dosierung nachts schwächer wirksam als am Tage [146]. Jüngste Untersuchungen zu dem langwirkenden Anticholinergikum Tiotro-

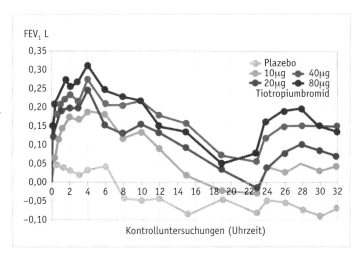

Abb. 4.14: Wirkung von Tiotropiumbromid auf die Lungenfunktion (FEV$_1$) nach inhalativer Applikation bei Asthmatikern. Die Zeit 0 Uhr entspricht der Applikation zwischen 8–9 Uhr. Danach ist auch Tiotropium am Tag stärker wirksam als in der Nacht, bzw. nachts müssten höhere Dosen gegeben werden. Nach Lit. [149].

piumbromid, das vor allem bei der chronisch obstruktiven Lungenerkrankung (COPD) indiziert ist [147], [148], zeigen in die gleiche Richtung, wie in Abbildung 4.14 dargestellt.

Damit scheint sich abzuzeichnen, dass auch Anticholinergika bei nächtlicher Atemwegsobstruktion in ungleicher Dosierung, d. h. mit einer abendlich höheren Dosis, gegeben werden müssen, um in der Phase besonderer Gefährdung des Patienten therapeutisch effektiv zu sein. Allerdings sollte diese Hypothese noch durch umfangreichere klinische Befunde überprüft werden.

4.1.4. Glucocorticoide

Die Bedeutung der Chronotherapie mit Glucocorticoiden (z. B. größere Dosis morgens – kleinere Dosis abends; nur morgendliche Dosis, bzw. eine morgendliche Dosis nur jeden zweiten Tag), um die unerwünschten Wirkungen zu vermindern, gilt vor allem für ihre orale Anwendung. Die Überlegenheit einer Chronotherapie bei oraler Applikation von Glucocorticoiden ist heute dabei unumstritten.

Zunehmend gewinnt jedoch die inhalative Applikation an Bedeutung. Auch bei einigen inhalativ anzuwendenden Glucocorticoiden muss – wie nach oraler Gabe – mit einer Unterdrückung der endogenen Cortisolproduktion gerechnet werden, wie die Abbildung 4.15 zeigt.

Inhalatives Budesonid zweimal täglich (je 0,4 mg um 8:00 h und 20:00 Uhr über 4 Wochen) führte zu einer Verbesserung der Lungenfunktion, der 24-Stunden-Mittelwert des FEV$_1$ wurde verbessert, der Effekt war nachts stärker als tagsüber, die Amplitude wurde vermindert [144]. Untersuchungen zu einer möglichen Chronopharmakokinetik inhalativer Glucocorticoide stehen noch aus. Allerdings wurden kürzlich Daten zur inhalativen Applikation des Glucocorticoids Ciclesonide publiziert [153], [151], die darauf hinweisen dass bei dieser Substanz nach inhalativer Gabe eine Suppression der endogenen Cortisolkonzentration nicht beobachtet wurde, unabhängig ob sie morgens

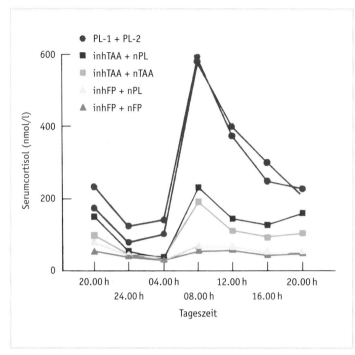

Abb. 4.15: Wirkung von inhalativem (inh) bzw. nasal appliziertem (n) Triamcinolon (TAA), Fluticason (FP) bzw. Placebo (PL) auf die endogene Cortisolrhythmik, randomisierter Placebokontrollierter Cross-over Versuch bei 12 Patienten mit Asthma. Beide Glucocorticoide führen zu einer Suppression der Cortisolausschüttung. Nach Lit. [150].

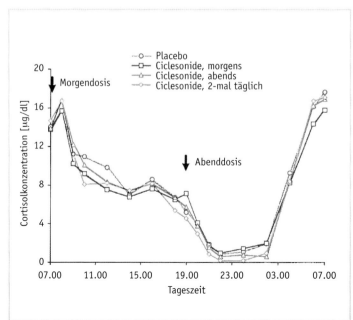

Abb. 4.16: Einfluss des Glucocorticoids Ciclesonide auf die endogene Cortisolkonzentration bei inhalativer Gabe zu verschiedenen Tageszeiten. Nach Lit. [153].

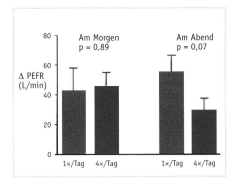

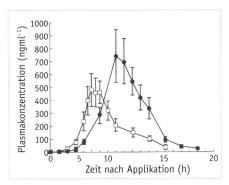

Abb. 4.17: Einfluss einer Mehrfachinhalation (4 × 200 µg/Tag, blau) bzw. einer einmaligen Inhalation (800 µg/Tag, rot) von Triamcinolon auf die Lungenfunktion von Asthmatikern, gemessen am Morgen (AM) und am Abend (PM). Nach Lit. [154].

Abb. 4.18: Chronokinetik von Pranlukast (300 mg) nach morgendlicher (8–9 Uhr, rot) versus abendlicher (20–21 Uhr, blau) Applikation bei 12 gesunden Probanden in einer randomisierten Cross-over Studie, t_{max} = morgens 6 h und abends 9 h. Nach Lit. [155].

oder abends appliziert wurde (s. Abb. 4.16). Neuere Untersuchungen zeigen, dass der Ciclesonide-Ester in der Lunge einer Esterspaltung unterliegt, dadurch in den eigentlichen aktiven Metaboliten umgewandelt wird, die Affinität zum Corticoidrezeptor steigt dadurch um den Faktor 100 [152]. Durch diese lokale Metabolisierung in der Lunge wird die Gefahr einer systemischen Glucocorticoidwirkung reduziert, was sich in einer kaum nachweisbaren Beeinflussung der endogenen Cortisolkonzentration niederschlägt. Dies scheint ein vielversprechender Ansatz in der inhalativen Applikation von Glucocorticoiden zur Reduzierung von UAWs zu sein.

Vergleichende Untersuchungen mit einer Einmalgabe (800 µg/Tag) bzw. Viermalgabe (4 × 200 µg/Tag) von inhaliertem Triamcinolon zeigten (Abb 4.17), dass beide Applikationsweisen die morgendliche Lungenfunktion gleichermaßen verbesserten, die Einmalgabe jedoch am Abend signifikant besser war als die Mehrfachgabe/Tag [154].

4.1.5. Leukotrien-Antagonisten

Bisher ist aus dieser Gruppe in Deutschland nur Montelukast zugelassen, chronopharmakologische Studien sind nicht publiziert.

Für Pranlukast ist allerdings eine Tageszeitabhängigkeit in der Pharmakokinetik beschrieben worden (s. Abb. 4.18), mit einem signifikant längeren t_{max} und größerer AUC nach abendlicher als morgendlicher Gabe [155]. Als Erklärung wird eine nächtliche größere Clearance von Pranlukast angenommen.

Zusammenfassend zeigen die kurz dargestellten Befunde zur Chronopharmakologie des Asthma bronchiale, dass neben dem Wirkstoff und seiner Galenik heute auch die Tageszeit, d. h. zugrundeliegende biologische Rhythmen in der Regulation von Körperfunktionen, in die Beurteilung der Kinetik und der Wirkungen eines Arzneimittels einbezogen werden müssen. Es scheint, dass beim nächtlichen Asthma eine abendliche Gabe von Antiasthmatika von Vorteil in der Behandlung dieses bedeutsamen Krankheitsbildes ist, dies gilt für Theophyllin, kurz-wirkende β_2-Sympathomimetika (Alternative: langwirkende β_2-Sympathomimetika, die bei morgendlicher Gabe die Nacht abdecken) und Anticholinergika, während die inhalative Applikation von Glucocorticoiden – wegen der geringeren systemischen Wirkung – nur einen geringen Einfluss auf die Rhythmik in der endogenen Cortisolkonzentration zu haben scheint. Allerdings sind hierzu noch weitere Untersuchungen zur Bestätigung notwendig. Auch für Anticholinergika sollten noch Cross-over-Untersuchungen (morgens versus abends) durchgeführt werden.

Zu der zunehmend an Bedeutung nehmenden Erkrankung der COPD liegen unseres Wissens überhaupt keine vergleichenden Studien nach morgens versus abendlicher Gabe von Pharmaka vor.

5.
Allergische Reaktionen und Antihistaminika

Allergische Reaktionen weisen beim Menschen ebenfalls eine Tagesrhythmik auf. So ist das Ausmaß der zellulär vermittelten Tuberkulinreaktion am Morgen stärker als in der Nacht und damit phasengleich mit dem Rhythmus der Cortisolkonzentration. Phaseninvers zum Corstisolrhythmus ist die allergische Reaktion auf intradermale Injektion von Histamin. Antihistaminika wie Clemastin, Terfenadin oder Cyproheptadin hemmen die Hautreaktion auf Histamin in unterschiedlichem Maße in Abhängigkeit von der Tageszeit. Eine sich über 24 Stunden erstreckende antihistaminische Wirkung kann daher theoretisch mit einer größeren Dosis am Morgen und einer kleineren Dosis am Abend erreicht werden. Leider liegen für neuere, sog. nichtsedierende Antihistaminika keine chronopharmakologischen Untersuchungen vor.

Allergische Reaktionen auf Haut und Schleimhaut
H_1-Antihistaminika   Abendliche Applikation
Allergische Rhinitis:
H_1-Antihistaminika   Abendliche Applikation

5.1. Allergie

Glucocorticoide verfügen über antiphlogistische, antiallergische und immunsuppressive Wirkungen. Da, wie beschrieben, das physiologisch wichtigste Glucocorticoid, Cortisol, einer circadianen Rhythmik unterliegt (s. Abb. 4.6), ist es nichterstaunlich, dass auch allergische Reaktionen, vor allem auf der Haut, circadiane Variationen beim Menschen aufweisen. So konnten Knapp und Pownall [156] zeigen, dass bei BCG-sensibilisierten Personen die Größe der Hautreaktion auf eine kutane Tuberkulinapplikation ebenfalls einen circadianen Rhythmus aufweist (s. Abb. 5.1).

Erstaunlicherweise war die stärkste Hautreaktion zum Zeitpunkt des Maximums der Plasmacortisolkonzentration (s. Abb. 4.6) und die schwächste Reaktion in der Nacht zu beobachten (s. Abb. 5.1), beide Rhythmen laufen damit phasengleich. Da die

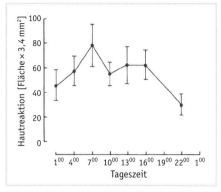

Abb. 5.1: Hautreaktion auf eine Tuberkulininjektion bei BCG-sensibilisierten Patienten, Mittelwerte ± SEM. Nach Lit. [156].

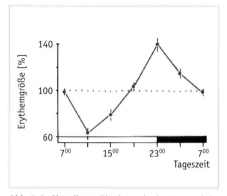

Abb. 5.2: Circadianer Rhythmus in der Hautreaktion auf intradermale Injektion von Histamin. Die Erythemgröße ist angegeben als Prozent des 24-Stunden-Mittelwertes. Nach Lit. [157].

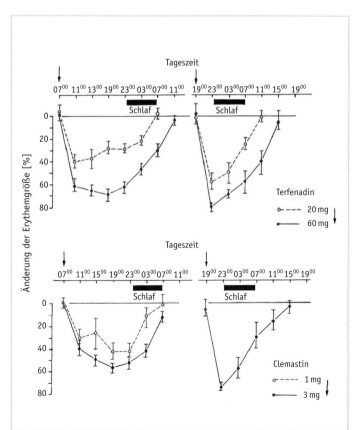

Abb. 5.3: Dosisabhängige Wirkung der Antihistaminika Terfenadin und Clemastin auf die lokale Hautreaktion nach intradermaler Injektion von 2 µg/0,1 ml Histamin beim Menschen zu zwei verschiedenen Tageszeiten. Angegeben ist die prozentuale Änderung der Erythemgröße im Vergleich zu den Kontrollwerten. Nach Lit. [157].

Tuberkulinreaktion eine zellulär vermittelte immunologische Reaktion ist, scheint der circadiane Rhythmus in der Plasma-Cortisol-Konzentration kein wesentlicher modulierender Faktor für diese Immunantwort beim Menschen zu sein.

Auf der anderen Seite verhalten sich allergische Reaktionen auf Histamin beim Menschen in ihrem Rhythmus invers zu dem Rhythmus der Plasma-Cortisol-Konzentration [157]. Wie aus Abbildung 5.2. ersichtlich, variiert die Größe des Erythems nach intradermaler Injektion von Histamin innerhalb von 24 Stunden um 40 % nach oben und unten um den 24-Stunden-Mittelwert. Das Erythem ist am kleinsten, wenn Histamin um 11 Uhr injiziert wird, und am größten, wenn die gleiche Dosis um 23 Uhr, also zu Beginn der Ruheperiode des Menschen, appliziert wird. Der Arbeitskreis von Reinberg konnte nun zeigen, dass die Gabe der Antihistaminika Clemastin, Terfenadin (s. Abb. 5.3) und Cyproheptadin zu zwei verschiedenen Zeitpunkten innerhalb von 24 Stunden quantitativ unterschiedliche Effekte auf die Entwicklung des Erythems bzw. seine Größe hatte [132], [157], [158]. Wurde das Antihistaminikum um 7 Uhr morgens verabreicht, so war die Wirkungsdauer wesentlich länger als bei gleicher Dosis um 19 Uhr abends.

Die Wirkungsstärke des Antihistaminikums, das heißt Verminderung der Erythemgröße, war jedoch quantitativ stärker, wenn das Antihistaminikum um 19 Uhr appliziert wurde (s. Abb. 5.3). Diese Befunde weisen darauf hin, dass eine optimale antihistaminische Wirkung über 24 Stunden zu erreichen ist, wenn eine größere Dosis des Antihistaminikums morgens und eine kleinere Dosis am Abend verabfolgt wird. Bei der therapeutischen Verwendung von Antihistaminika ist jedoch zusätzlich ihr zentral-sedierender Effekt, der die Patienten am Tag beeinträchtigen kann, zu berücksichtigen. Leider liegen entsprechende Untersuchungen mit neueren Antihistaminika, die de facto keine sedierenden unerwünschten Wirkungen haben, nicht vor.

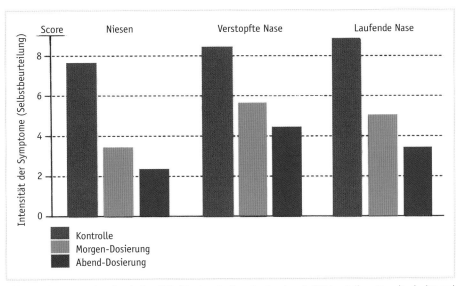

Abb. 5.4: Symptome der allergischen Rhinitis ohne (rot) und unter dem Antihistaminikum Mequitazin (10 mg) nach abendlicher (blau) bzw. morgendlicher (grün) Dosierung. Nach Lit. [132].

5.2. Allergische Rhinitis

Die allergische Rhinitis ist gekennzeichnet durch die Symptome Niesen (Juck-, Niesreiz), verstopfte Nase (Kongestion) und laufenden Nase (Sekretion). H_1-Antihistaminika sind besonders wirksam gegen den Niesreiz, weniger gegen die Sekretion und der geringste Effekt ist auf die Kongestion zu erwarten [132], [159], [138]. Reinberg und Mitarbeiter [132] konnten nun mit dem Antihistaminikum Mequitazin nachweisen, dass die Symptome der Rhinitis am deutlichsten vermindert wurden, wenn das Antihistaminikum abends gegeben wurde (s. Abb. 5.4), da diese Symptome besonders belästigend in den frühen Morgenstunden auftreten.

Damit zeigte sich, dass auch bei der allergischen Rhinitis ausgeprägte tageszeitabhängige Unterschiede in der Wirksamkeit von Antihistaminika nachzuweisen waren, die therapeutisch bedeutungsvoll sind. Leider sind auch hier mit modernen Antihistaminika, die kaum sedierend wirken, keine chronopharmakologischen Untersuchungen durchgeführt worden. Wenn hierzu entsprechende Befunde vorgelegt würden, könnte dies zu einer Verbesserung der Therapie und zur Einsparung dieser Medikamente beitragen.

6

Schmerzempfindung, Lokalanästhetika und Analgetika

Schmerzempfindung und Reaktionen auf Schmerzreize unterliegen ausgesprochenen tagesrhythmischen Variationen. Dies wird auch durch den Nachweis circadianer Rhythmen in den Konzentrationen von Endorphinen und Enkephalinen im Gehirn gestützt. Es erstaunt daher nicht, dass Lokalanästhetika wie Lidocain und Articain sowie kleine (nicht-steroidale Analgetika/Antiphlogistika, NSAR) und große Analgetika (Opioid-Analgetika, z. B. Morphin, Hydromorphon) ebenfalls tageszeitliche Unterschiede in ihren analgetischen Wirkungen aufweisen. Der analgetische Effekt dieser Arzneimittel ist beim Menschen am frühen Nachmittag wesentlich ausgeprägter als am frühen Morgen oder nachts. Umgekehrt sind die Verhältnisse bei nachtaktiven Nagern. Tagesrhythmen weisen auch die Krankheitssymptome bei Rheumatikern oder bei Patienten mit Osteoarthritis auf. Beide Gruppen nehmen häufig Analgetika/Antirheumatika ein. Der Bedarf an Opioid-Analgetika bei Karzinom-Patienten und postoperativ variiert ebenfalls mit der Tageszeit.

Schmerzen:

■ Lokalanästhesie Haut	Lokalanästhetika am wirksamsten: Mittags
■ Lokalanästhesie Zahn	Lokalanästhetika am wirksamsten: Mittags
■ Rheumatoide Arthritis	Nicht-steroidale Antirheumatika (NSAR) abends geben
■ Osteoarthritis	NSAR morgens geben
■ Karzinomschmerzen	Größerer Opioidbedarf am Tag
■ Schmerzen postoperativ	Größerer Bedarf an Opioiden am Morgen

Das Auftreten verschiedenster Schmerzen bzw. die Schmerzwahrnehmung sind nicht gleichmäßig häufig über 24 Stunden verteilt, sondern weisen z. T. eine ausgeprägte Tagesrhythmik auf, wie schon in frühen Untersuchungen gezeigt werden konnte [160], [161], [162]. Dies ist u. a. für den Zahnschmerz, die rheumatoiden Schmerzen bei Arthritis und der Osteoarthrose nachgewiesen worden. Auf die Schmerzen bei Angina pectoris und beim Herzinfarkt wird in anderen Kapiteln eingegangen (s. Kap. 7).

6.1. Chronopharmakologie der Lokalanästhetika

Kaum einem Menschen bleibt zu irgendeinem Zeitpunkt seines Lebens der Gang zum Zahnarzt erspart. Zahnschmerzen aufgrund von Caries profunda treten wesentlich häufiger nachts als zu anderen Tageszeiten auf, wie in Abbildung 6.1 dargestellt [163]. Dabei ist eine ausgeprägte Rhythmik in der Schmerzempfindung am menschlichen Zahn zu beobachten mit größter Schmerzempfindung in der Nacht (Abb. 6.2).

Bei einem zahnärztlichen Eingriff kann es notwendig sein, ein Lokalanästhetikum einzusetzen. In verschiedenen Studien konnte nachgewiesen werden, dass die Wirkung von Lokalanästhetika vom Tageszeitpunkt abhängt, an dem sie injiziert worden sind, wie in Abbildung 6.3 und 6.4 dargestellt. Während der lokalanästhetische Effekt vom Lidocain in der angegebenen Dosierung, früh morgens appliziert, etwa 12 Minuten an- hält, wirkt das gleiche Lokalanästhetikum in der gleichen Dosierung am frühen Nach-

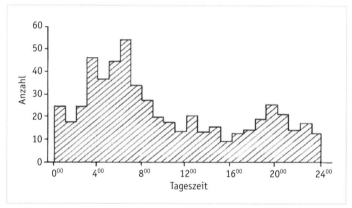

Abb. 6.1: Häufigkeits-verteilung des Schmerzbeginns auf-grund von Caries pro-funda bei 543 Patien-ten. Daten aus Lit. [163].

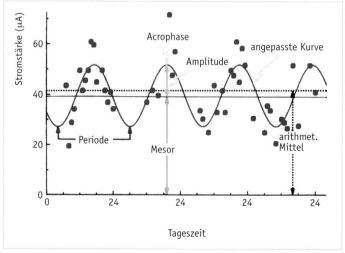

Abb. 6.2: Rhythmik in der Schmerzempfin-dung am menschlichen Schneidezahn, gemes-sen über 4 Tage an einem Probanden mit einem Digital-Pulpa-Vitalitätsprüfer. Aus Lit. [164].

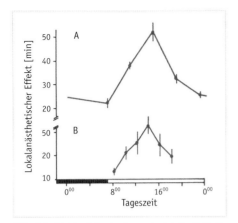

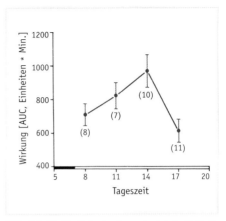

Abb. 6.3: Rhythmik in der Dauer der lokalanästhetischen Wirkung von Lidocain. A: Hautanästhesie nach intradermaler Injektion von 2 mg/0,1 ml. B: Anästhesie am einwurzeligen Schneidezahn nach Injektion von 40 mg in 2 ml. Nach Lit. [165].

Abb. 6.4: Rhythmik in der Dauer der lokalanästhetischen Wirkung einer fixen Kombination eines Lokalanästhetikums mit Adrenalin (32 mg Carticain plus 0,0048 mg Adrenalin) paraapikal an den oberen Schneidezähnen/Prämolaren injiziert. Die Messung der Schmerzschwelle erfolgte mit einem Digital-Pulpa-Vitalitätsprüfer. Mittelwerte ± SEM von 7–11 Patienten. Aus Lit. [166].

mittag gegeben etwa 3-fach länger [165]. Ähnlich ist auch der lokalanästhetische Effekt von Lidocain nach intradermaler Injektion in die Haut vom Zeitpunkt der Applikation abhängig [165]. Gleiche Befunde wurden nach intraappikaler Injektion des Lokalanästhetikums Articain in Kombination mit dem Vasokonstriktor Adrenalin in einer zahnärztlichen Praxis erhoben [166], [164]. Diese Studien zeigen, dass reine Lokalanästhetika als auch fixe Kombinationen mit einem Vasokonstriktor [164], [167] die gleiche Rhythmik in der lokanänästhetischen Wirkung zeigen. Dies weist darauf hin, dass der Schmerzempfindung per se eine Rhythmik zukommt (s. Abb. 6.2), unabhängig von einer zusätzlichen Vasokonstriktion.

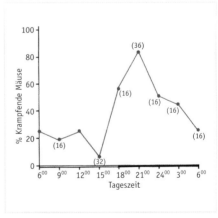

Abb. 6.5: Krampfauslösende Wirkung von Lidocain (65 mg/kg, i. p.) bei Mäusen (n = 16–36) in Abhängigkeit vom Applikationszeitpunkt. Nach Lit. [168].

Eine unerwünschte Wirkung von Lokalanästhetika ist die Auslösung von zentralen Krampfanfällen. Im Tierexperiment lässt sich auch für diese Wirkung von Lidocain eine Tagesrhythmik nachweisen [168]. Bei licht-dunkel-synchronisierten Mäusen kann man zeigen, dass nach intraperitonealer Applikation von Lidocain in der Dunkelperiode um 21 Uhr bei über 80 % der untersuchten Mäuse Krämpfe ausgelöst werden, während auf die gleiche Dosis, um 15 Uhr in der Lichtperiode gegeben, nur 6 % der Mäuse krampfen (s. Abb. 6.5).

Für tageszeitliche Unterschiede in den Wirkungen von Arzneimitteln können im Prinzip zwei wesentliche Mechanismen verantwortlich sein: Zunächst könnte die unterschiedliche circadiane Ansprechbarkeit des Organismus oder eines einzelnen Organs auf ein Arzneimittel auf tageszeitliche Unterschiede in der Empfindlichkeit des Organismus oder des Organs beruhen, worauf immer diese auch zurückzuführen sein könnten. Andererseits könnten auch tageszeitliche Unterschiede im pharmakokinetischen Verhalten (s. a. Kap. 3) zu einer tageszeitlich unterschiedlichen Wirkung von Arzneimitteln führen. Für das Lokalanästhetikum Lidocain liegen chronopharmakokinetische Untersuchungen bei Ratten vor [169]. Wie die Abbildung 6.6 zeigt, weisen nach intramuskulärer Injektion von 50 mg pro kg Lidocain bei der Ratte sowohl die initialen Plasmakonzentrationen als auch die Eliminationshalbwertzeiten und die Flächen unter den Konzentrations-Zeit-Kurven signifikante tageszeitliche Unterschiede auf. In Hinsicht auf die bei Mäusen in der Ruheperiode geringere krampfauslösende Wirkung von Lidocain (s. Abb. 6.5) sind in den chronopharmakokinetischen Untersuchungen zu Beginn der Ruheperiode der Ratten ebenfalls geringere initiale Plasmakonzentrationen, längere Halbwertzeiten und kleinere Flächen der Konzentrations-Zeit-Kurve als am Ende Ruheperiode bzw. in der Aktivitätsperiode zu beobachten (s. Abb. 6.6). Vor allem die höhere initiale Konzentration an Lidocain am Ende der Ruhe- und Beginn der Aktivitätsperiode der Versuchstiere (Dunkelphase) könnten zu der erhöhten toxischen Wirkung, d. h. Auslösen von Krampfanfällen, zu diesem Zeitpunkt beitragen. Weitere Befunde zur Chronokinetik von Arzneimitteln werden vor allem in Kapitel 3 dargestellt.

An dieser Stelle sei daran erinnert, dass die kleinen Nager wie Mäuse und Ratten, die überwiegend in der experimentellen Pharmakologie als Versuchstiere herangezogen werden, nachtaktive Tiere sind. Dies macht Abbildung 6.7 deutlich, in der die motorische Aktivität von licht-dunkel-synchronisierten männlichen Ratten dargestellt ist [170].

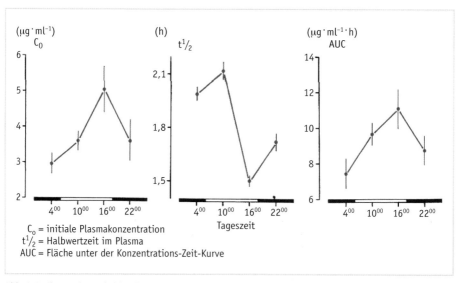

C_0 = initiale Plasmakonzentration
$t^1/_2$ = Halbwertzeit im Plasma
AUC = Fläche unter der Konzentrations-Zeit-Kurve

Abb. 6.6: Chronopharmakokinetik von Lidocain (50 mg/kg, i. m.) bei Ratten. Nach Lit. [169].

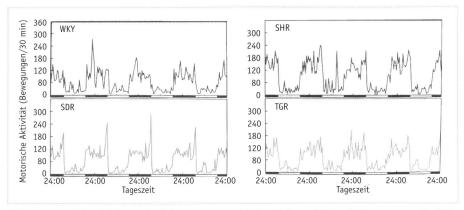

Abb. 6.7: Motorische Aktivität nachtaktiver Ratten verschiedener Stämme (WKY und SDR = normotensiv, SHR = sponatan-hypertensiv, TGR = transgen-hypertensiv), motorische Aktivität zu Blutdruckdaten in Abb. 7.20. Aus Lit. [170].

Wie an der motorischen Aktivität erkennbar [170], ist die Lichtperiode bei diesen Nagern die Ruheperiode, während die Dunkelperiode die Aktivitätsphase dieser Tiere ist. Damit verhalten sich Ratten und Mäuse in ihrem Aktivitätsmuster phaseninvers zum tagaktiven Menschen. In der Regel werden jedoch pharmakologische Untersuchungen an diesen Versuchstieren durch den tagaktiven Menschen in der Lichtperiode, also in der Ruheperiode der Versuchstiere durchgeführt. Auf die inversen Aktivitätsrhythmen bei kleinen Nagern im Vergleich zum Menschen und deren Auswirkungen auf die Prüfung von Arzneimitteln bei Nichtbeachtung der Phasenverschiebung wird noch mehrfach eingegangen werden müssen.

Vergleicht man nun unter Berücksichtigung der unterschiedlichen Phasenlage von Mensch und kleinen Nagern die mit dem Lokalanästhetikum Lidocain untersuchten erwünschten (s. Abb. 6.3; 6.4) und unerwünschten (s. Abb. 6.5) Wirkungen, so wird deutlich, dass beide Wirkungsqualitäten etwa in der Mitte der entsprechenden Aktivitätsphase ein Maximum haben.

Schon die „normale" Schmerzempfindung am menschlichen Schneidezahn weist tagesrhythmische Schwankungen auf [171], [164], [166] (s. Abb. 6.2), wobei 20 %ige Schwankungen nach oben oder unten vom Tagesmittelwert auftreten. Ein im Prinzip gleicher Tagesgang in dieser im wesentlichen affektiv-protopathischen Schmerzempfindung ist auch mit anderen Methoden von anderen Autoren nachgewiesen worden (z. B. [161], [172], [171]). Die Schmerzschwelle für den epikritischen, d. h. lokalisiert-sensorischen Schmerz, z. B. durch Nadelstiche, hingegen weist einen dazu spiegelbildlichen Tagesrhythmus auf [171], [173]. Diese Befunde zeigen, dass die affektiv-protopathische Schmerzempfindung beim Menschen um etwa 15 Uhr am geringsten ist (s. Abb. 6.8), ein Zeitpunkt, der gut mit dem Maximum der lokalanästhetischen Wirkung von Lidocain (s. Abb. 6.3; 6.4) übereinstimmt.

Es sollte nicht unerwähnt bleiben, dass auch der bekannte ausgeprägte Effekt von Placebo auf die Schmerzwahrnehmung tagesrhythmisch variiert, wie Pöllmann & Hildebrandt [171] nachweisen konnten (s. Abb. 6.8).

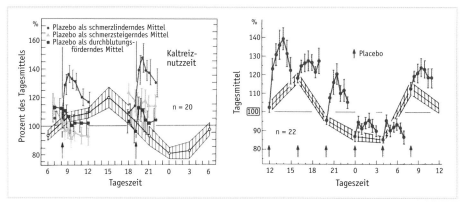

Abb. 6.8: Tagesrhythmik in der analgetischen Wirkung von Placebo bei Schmerzen am menschlichen Schneidezahn, ausgelöst durch einen Kältereiz. Placebo wurde zu 2 Tageszeiten mit verschiedenen Qualitäten angeboten (links) oder als „reines" Placebo zu 6 verschiedenen Tageszeiten (rechts). Nach Lit. [171].

6.2. Chronopharmakologie der nicht-steroidalen Analgetika/Antiphlogistika (NSAR)

Schon sehr früh konnte nachgewiesen werden, dass auch die orale Gabe des Analgetikums Metamizol in seiner den Zahnschmerz unterdrückenden Wirkung tagesrhythmisch ist (s. Abb. 6.9); der ausgeprägteste Effekt ist um die Mittagszeit festzustellen, mit schwächerer Wirkung am frühen Morgen oder am Abend [163]. Dieser Befund stimmt

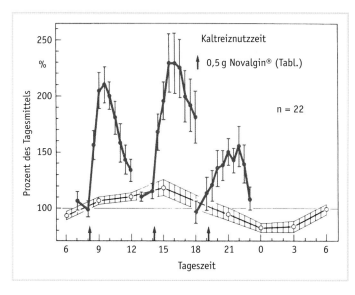

Abb. 6.9: Mittlerer Verlauf der Kaltreiznutzzeit am gesunden mittleren Schneidezahn bei 22 Versuchspersonen vor und nach Gabe von Metamizol (0,5 mg Novalgin®) zu 3 verschiedenen Tageszeiten. Der schraffierte Bereich gibt den spontanen tagesrhythmischen Gang der Kaltreiznutzzeit derselben Versuchspersonen dar. Aus Lit. [163].

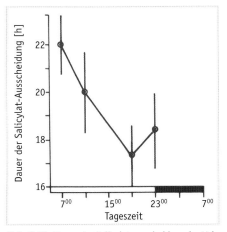

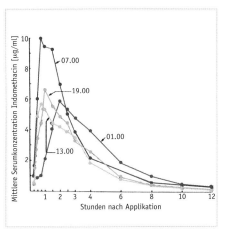

Abb. 6.10: Dauer der Salicylatausscheidung im Urin nach oraler Einnahme von 1 g Acetylsalicylsäure bei 6 Probanden, Mittelwerte ± SEM. Nach Lit. [113].

Abb. 6.11: Chronopharmakokinetik von Indomethacin (100 mg p. o.) nach Gabe zu 4 verschiedenen Tageszeiten. Nach Lit. [174].

mit denen, die mit Lokalanästhetika am menschlichen Zahn erhalten wurden (s. Abb. 6.3; 6.4), gut überein. Der Mensch empfindet den gleichen Schmerzreiz in der Nacht, also in seiner Ruheperiode, wesentlich stärker als in seiner Aktivitätsperiode am Tage. Es ist sicher kein Zufall, dass Zahnschmerzen vor allem dann gehäuft aufzutreten pflegen, wenn die ärztlichen Praxen geschlossen sind, d. h. in den späten Abendstunden bzw. frühen Morgenstunden. Eine entsprechende Häufigkeitsverteilung des Schmerzbeginns auf Grund von Caries profunda bei Patienten [163] zeigt Abbildung 6.1.

Ob und inwieweit tageszeitabhängige Unterschiede in der Pharmakokinetik von Metamizol zu den beschriebenen chronopharmakodynamischen Wirkungen beitragen, ist nicht bekannt. Von den sog. kleinen Analgetika wurde bereits 1967 das chronokinetische Verhalten von Natriumsalicylat untersucht [113]. Dabei zeigte sich, dass beim Menschen die Salicylatausscheidung im Urin nach dem Ende der Ruheperiode des Menschen wesentlich gegenüber der Aktivitätsperiode bzw. dem Beginn der Ruheperiode verzögert war (s. Abb. 6.10).

Tageszeitliche Unterschiede in den Plasmaspiegeln an Natriumsalicylat wurden auch bei Ratten nachgewiesen [114]. Sowohl nach intraperitonealer als auch nach oraler Applikation von Natriumsalicylat wurden minimale Plasmakonzentrationen in der Aktivitätsperiode der Ratten, d. h. in der Nacht, beobachtet. Nimmt man auch bei Ratten in deren Aktivitätsperiode eine schnellere Salicylatausscheidung an, was zu niedrigeren Plasmakonzentrationen führt, so stimmen human- und tierexperimentelle Befunde unter Berücksichtigung der unterschiedlichen Aktivitätslagen der beiden Spezies gut überein.

Auch nach oraler Gabe von Indomethacin wurden signifikante tageszeitliche Unterschiede in der Pharmakokinetik beim Menschen festgestellt [174], mit den höchsten Plasmakonzentrationen am frühen Morgen, t_{max} war nachts signifikant verlängert (s. Abb. 6.11). Im Prinzip zeigt Abbildung 6.12 gleiche chronokinetische Daten nach Gabe von Naproxen [175].

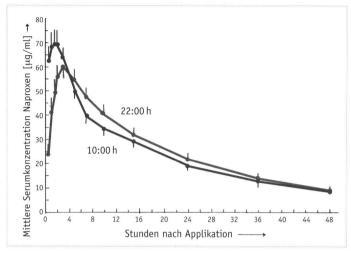

Abb. 6.12: Chronokinetik von Naproxen, 500 mg p. o. nach Gabe zu 2 verschiedenen Tageszeiten. Daten aus Lit. [175].

Von besondere Bedeutung ist, dass die unerwünschten Arzneimittelwirkungen der NSAR wie bei Indomethacin wesentlich ausgeprägter nach morgendlicher als abendlicher Gabe waren (s. Abb. 6.13). Ein Befund, der gut mit den höheren Plasmakonzentrationen nach morgendlicher als abendlicher Gabe übereinstimmt [176].

Da auch die Symptomatik bei rheumathoider Arthritis mit Schmerzen, Schwäche in der Handgriffstärke, Gelenksteifigkeit und Schwellung des Gelenkumfangs ausgeprägt rhythmisch ist – mit in der Regel schlechtesten Werten in den frühen Morgenstunden nach dem Aufstehen (s. Abb. 6.14) – ist die Chronopharmakologie der NSAR für die Therapie nicht ohne Bedeutung [177], [178]. Auf Grund der bisherigen Datenlage sollten daher NSAR bei dieser Krankheit abends eingenommen werden, um die frühmorgendlichen Krankheitssymptome rechtzeitig zu verbessern und die unerwünschten Wirkungen zu vermindern. Bei morgendlicher Einnahme würden die Wirkungen entsprechend der Latenz durch die Resorptionszeit des Pharmakons zu spät eintreten, gleich-

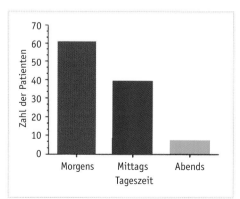

Abb. 6.13: Unerwünschte Wirkungen von Indomethacin bei Patienten mit rheumatoider Arthritis (75 mg Indomethacin/Tag) bei morgendlicher oder mittäglicher oder abendlicher Gabe über eine Woche bei 497 Patienten. Nach Lit. [176].

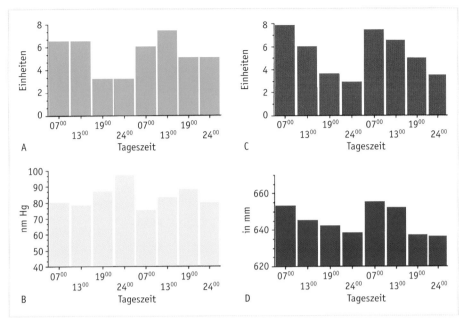

Abb. 6.14: Tagesrhythmische Variationen in den Symptomen der rheumatoiden Arthritis. Schmerzen (oben links, grün), Handgriffstärke (oben rechts, rot), Gelenksteifigkeit (unten links, gelb) und Gelenkumfang (unten rechts, blau). Aus Lit. [177].

zeitig ist morgens schon eine „physiologische" Verbesserung der Symptome zu beobachten (s. Abb. 6.15).

Im Gegensatz zur rheumatoiden Arthritis treten die Schmerzen bei Osteoarthritis vor allem während des späten Tages auf (s. Abb. 6.16), also je länger die Belastung ist [179], [180].

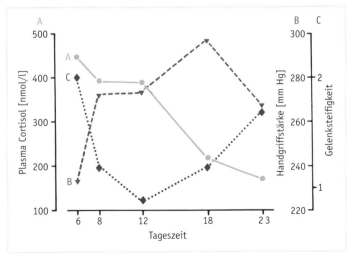

Abb. 6.15: Tagesrhythmik im Symptomverlauf bei rheumatoider Arthritis (Handgriffstärke, Gelenksteifigkeit, Vergleich zur Plasmacortisolkonzentration). Nach Lit. [178].

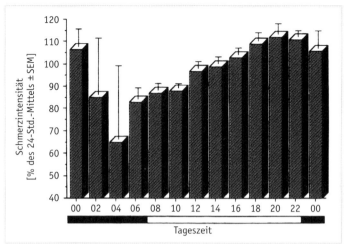

Abb. 6.16: Schmerzen bei Patienten mit Osteoarthritis. Daten aus Lit. [179], [180].

6.3. Chronopharmakologie der Opiate/Opioide

Nicht nur bei Lokalanästhetika und sogenannten kleinen Analgetika (NSAR) sind tageszeitliche Rhythmen in den Wirkungen und/oder Pharmakokinetik nachweisbar, auch die analgetische Wirkung von Morphin bei Mäusen unterliegt tageszeitlichen Variationen. So zeigt Abbildung 6.17, dass gleiche Dosen von Morphin in einem Dosierungsbereich von 4–32 mg/kg zu zwei unterschiedlichen Tageszeiten, entweder um 15 Uhr oder um 3 Uhr Gruppen von 15 Mäusen appliziert, unterschiedlich stark analgetisch wirkten [181]. Die analgetische Wirkung von Morphin war um 3 Uhr nachts, also in der Mitte der Aktivitätsphase der nachtaktiven Tiere, wesentlich stärker als in der Mitte der Ruhephase um 15 Uhr.

Zur Prüfung der analgetischen Wirkung eines Pharmakons wird häufig der Heizplatten-Test verwendet. Dabei werden Versuchtiere auf eine auf 52°C aufgewärmte Heizplatte gesetzt. Dann wird die Latenzzeit gemessen, die vergeht, bis die Tiere aufgrund des Wärmereizes zu springen anfangen. Untersuchungsergebnisse über die tageszeitliche Abhängigkeit dieser Latenzzeit bei Mäusen unter dem Einfluss physiologischer Kochsalzlösung, von Morphin und dem Opiatantagonisten Naloxon [182] sind in Abbildung 6.18 dargestellt. Morphin verlängert erwartungsgemäß die Latenzzeit, der Opiatantagonist Naloxon verkürzt sie im Vergleich zu den mit physiologischer Kochsalzlösung behandelten Kontrolltieren. Unter Morphin und unter Naloxon bleiben tageszeitliche Rhythmen in der Latenzzeit erhalten, jedoch tritt das Maximum des Effekts bei beiden Pharmaka etwas früher auf als bei den Kontrolltieren.

Es kann heute als gesichert gelten, dass im menschlichen und tierischen Gehirn spezifische Opiatrezeptoren vorhanden sind. Im Organismus werden Peptide, die sogenannten Endorphine und Enkephaline, gebildet. Diese stellen die endogenen Liganden für die Opiatrezeptoren dar. Im Rattenhirn konnte nun gezeigt werden, dass die endo-

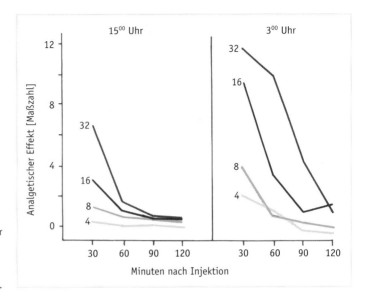

Abb. 6.17: Analgetischer Effekt von Morphin (4, 8, 16, 32 mg/kg. i. p) bei Mäusen, Morphin wurde entweder um 15 Uhr (Ruheperiode) oder um 3 Uhr (Aktivitätsperiode) appliziert. Nach Lit. [181].

gene Met-Enkephalin-Konzentration ebenfalls tageszeitabhängige Variationen aufweist. In Übereinstimmung mit der stärkeren analgetischen Wirkung von Morphin in der zweiten Hälfte der Ruheperiode als zu deren Beginn konnten doppelt so hohe Met-Enkephalin-Konzentrationen im Gesamthirn von Ratten um 15.30 Uhr gegenüber 7.30 Uhr nachgewiesen werden [183]. Auch in einzelnen Hirnarealen der Ratten wurden tageszeitabhängige Unterschiede in der Konzentration von Met-Enkephalin nachgewiesen, mit höheren Konzentrationen in der Nacht als zu Beginn oder in der Mitte des Tages [184]. Ein circadianer Rhythmus mit Maximalwerten um 4 Uhr nachts wurde auch

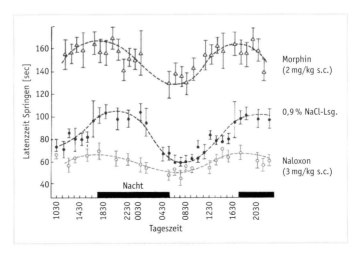

Abb. 6.18: 24-Stunden-Rhythmik in der Latenzzeit der Springreaktion von Mäusen, die auf eine Heizplatte bei 52 °C gesetzt wurden. Die Rhythmen sind nach Gabe von physiologischer Kochsalzlösung (0,9 % NaCl), Morphin und des Opiatantagonisten Naloxon nachweisbar, Mittelwerte ± SEM, n = 10–100. Aus Lit. [182].

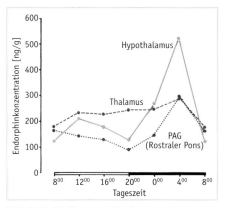

Abb. 6.19: Rhythymus in der Konzentration an Endorphinen in verschiedene Regionen des Rattenhirns. Nach Lit. [185].

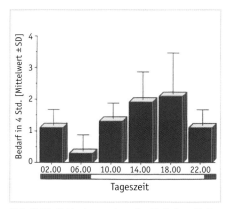

Abb. 6.20: Patienten-gesteuerter Bedarf an Hydromorphon zu verschiedenen Tageszeiten bei 8 Karzinompatienten. Aus Lit. [186], [187], [188].

in der Endorphinkonzentration im Hypothalamus von licht-dunkel-synchronisierten Ratten nachgewiesen [185], wie die Abbildung 6.19 zeigt.

Circadiane Variationen in den Konzentrationen von Endorphinen und Enkephalinen des menschlichen Gehirns wurden bisher nicht beschrieben. Jedoch ergeben sich, bei Berücksichtigung der Phasenverschiebung in der Aktivitätslage zwischen Nager und Mensch, interessante Analogien zwischen den vorher erwähnten Befunden über die Wirkung eines Lokalanästhetikums und eines kleinen Analgetikums auf die Schmerzempfindung bei Menschen und der analgetischen Wirkung von Morphin bei Ratte und Maus. Bei Nager und Mensch ist eine maximale analgetische Wirkung in der Aktivitätsperiode der entsprechenden Spezies zu beobachten. Somit weisen diese Befunde darauf hin, dass Untersuchungen an kleinen Nagern im Prinzip zu gleichen Ergebnissen wie beim Menschen führen, wenn man nur die Phasenverschiebungen in der Aktivitäts- und Ruhephase zwischen diesen Spezies berücksichtigt.

Mehrere Studien habe sich mit der Frage beschäftigt, ob bei Patienten, die unter verschiedenartigen Schmerzen leiden, der Bedarf an Opiaten/Opioiden tageszeitlich variiert.

Die Arbeitsgruppen Smolensky und Labrecque [186], [187] konnten zeigen, dass bei Patienten, die unter Karzinomschmerzen litten, die durch die Patienten selbst gesteuerte Zufuhr von infundiertem Hydromorphon ausgeprägt rhythmisch war mit dem größten Bedarf an dem Opiat während des Tages (s. Abb. 6.20). Lit. [188] stellt die Ergebnisse in einer Übersicht dar.

Ähnliche Ergebnisse beobachtete Graves et al. [189] bei Patienten unter Selbstapplikation von Morphin am ersten und zweiten Tag nach einer Operation (s. Abb. 6.21).

Interessanterweise waren war unter Steady-state-Bedingungen nach oraler Gabe von Morphin (3 × täglich 46,7 mg um 10, 14 und 18 Uhr) am 7. Tag der Anstieg in den Plasmakonzentrationen an Morphin und seinem aktiven Metaboliten, Morphin-6-Glucuronid (M6G), tageszeitabhängig: Nach Gabe um 18 Uhr stiegen die Plasmakonzentrationen an Morphin und M6G am stärksten an (s. Abb. 6.22), was die Autoren auf einen abends verminderten Abbau bzw. Ausscheidung von vor allem M6G zurückführten [190].

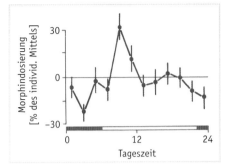

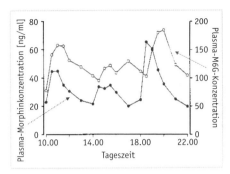

Abb. 6.21: Tagesrhythmik im selbstgesteuerten Bedarf an Morphin bei Patienten am 1. und 2. Tag nach einer Operation. Nach Lit. [189].

Abb. 6.22: Plasmakonzentrationen an Morphin (blau) und seinem aktiven Metaboliten Morphin-6-Glucuronid (M6G, rot) am 7. Tag nach dreimal täglicher Gabe von 46,7 mg Morphin um 10, 14 und 18 Uhr bei einem Patienten. Nach Lit. [190].

Über eine mögliche Chronopharmakokinetik von Opiaten/Opioiden beim Menschen ist nur wenig bekannt. Untersuchungen zu retardiertem Dihydrocodein in einer Cross-over-Studie bei 18 Gesunden [191] ergaben keine signifikanten Unterschiede in den Plasmakonzentrationskurven nach oraler Gabe um 8 Uhr bzw. um 20 Uhr, obwohl die Konzentrationen nach Gabe um 20 Uhr gering niedriger waren (s. Abb. 6.23). Die C_{max}-Werte nach Applikation um 8 bzw. 20 Uhr waren $155,8 \pm 13,2 / 133,6 \pm 8,6$ ng/ml, und die entsprechenden t_{max}-Werte $3,89 \pm 0,37 / 3,69 \pm 0,28$ h, auch die AUC-Werte waren nicht unterschiedlich: AUC_{0-12h} 8 Uhr / 20 Uhr: $1090,9 \pm 82,2 / 950.7 \pm 50,4$ ng/ml/h [191].

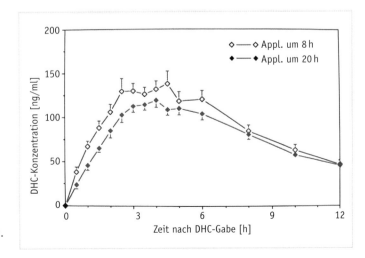

Abb. 6.23: Plasmakonzentrationen von Dihydrocodein nach Gabe von retardiertem DHC 90 mg p. o. in einer Cross-over-Studie bei 18 gesunden Probanden. Daten aus Lit. [191].

7.
Chronopharmakologie des kardiovaskulären Systems

Praktisch alle Funktionen des Herz-Kreislauf-Systems, wie z. B. Blutdruck, Herzfrequenz, Schlagvolumen, Durchblutung und peripherer Widerstand sowie EKG-Parameter unterliegen einem circadianen Rhythmus. Daran sind sowohl humorale wie auch nervale Mechanismen beteiligt. Es ist daher nicht verwunderlich, dass auch Symptome kardiovaskulärer Erkrankungen eine ausgesprochene Tagesrhythmik aufweisen. Gerade bei kardiovaskulären pathophysiologischen Ereignissen ist der durch „innere" Uhren gesteuerte Anteil bisher nicht bekannt. Charakteristisch für koronarspastisch bedingte Angina-pectoris-Anfälle mit den dazugehörigen EKG-Veränderungen wie Erhöhung der ST-Strecke ist, dass sie vermehrt früh morgens zwischen vier und sechs Uhr auftreten. Eine stabile Belastungsangina ist dagegen häufiger tagsüber zu beobachten, da sie auf einer verringerten Koronarreserve beruht und durch körperliche Belastung getriggert wird. Gut dokumentiert ist die erhöhte Inzidenz von Myokardinfarkten und plötzlichen, kardial bedingten Todesfällen morgens zwischen acht und zwölf Uhr. Gleiches gilt auch für die vermehrte Häufigkeit ischämischer Schlaganfälle in diesem Zeitraum. Hirninfarkte ohne Embolien haben wiederum ein Maximum in den Nachtstunden um drei Uhr. Vom hämodynamischen Standpunkt her spielen für die morgendliche Häufung kardialer Ereignisse vor allem die Erhöhung des Blutdrucks und der Herzfrequenz sowie der dadurch gesteigerte myokardiale Sauerstoffverbrauch eine Rolle. Antihypertensiva mit unterschiedlichen Angriffspunkten in die Blutdruckregulation können zu bestimmten Tageszeiten unterschiedlich stark auf den Blutdruck wirken.

Hypertonie (24-Stunden-Blutdruckprofil):

- Dipper, vorhandener nächtlicher Blutdruckabfall — ACE-Hemmer, morgens
  Calcium-Kanal-Blocker, morgens
  β_2-Blocker, morgens

- Non-Dipper, verminderter/aufgehobener nächtlicher Blutdruckabfall — Calcium-Kanal-Blocker (Isradipin, Amlodipin), abends

Augenkammerwasserfluss:

- Normal — β_2-Mimetika $\rightarrow$ stärkere Erhöhung nachts
- Glaukom — β_2-Blocker (Timolol), Verminderung nur tagsüber

Mit dem aufkommenden Zeitalter der Aufklärung erbrachte die systematische Beschäftigung mit der belebten Natur de facto zwangsläufig Hinweise, dass Lebensfunktionen nicht konstant sind und sich schon während des Verlaufs eines Tages ändern können. Zwar sind rhythmische, tageszeitabhängige Veränderungen auch im Herz-Kreislauf-System – vor allem in der Pulsfrequenz – schon immer beobachtet worden, die ersten systematischen Untersuchungen datieren allerdings erst aus dem Beginn des 17. Jahrhunderts wie in Kapitel 2 beschrieben.

In diesem Kapitel sollen nun physiologische und pathophysiologische Befunde und Daten zur Chronopharmakotherapie kardiovaskulärer Erkrankungen dargestellt werden.

7.1. Pathophysiologie der Angina pectoris und des Herzinfarktes

Auch bei „Krankheiten des Herzens" (s. Abb. 7.1) wurde schon früh beobachtet, dass sie nicht gleich häufig über den Tag verteilt auftreten, sondern vermehrt zu bestimmten Tageszeiten. So berichtet der italienische Arzt Anton Joseph Testa unseres Wissens im Jahre 1815 zum ersten Mal, dass die Brustbräune – Angina-pectoris-Beschwerden, wie

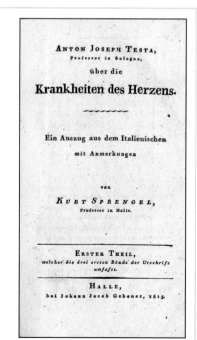

Kapitel XII

Von den Kennzeichen der Verknöcherungen und der sogenannten Brustbräune

… auch die frühen Morgenstunden sind dafür sehr geeignet.

Abb. 7.1: Erste Beschreibung durch AJ Testa im Jahre 1815, dass Angina pectoris Anfälle (Brustbräune) vor allem in den frühen Morgenstunden auftreten. Titelseite von Lit. [192].

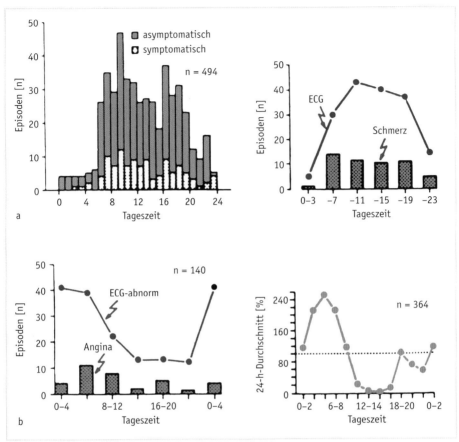

Abb. 7.2: Tagesrhythmik im Auftreten asymptomatischer und symptomatischer kardialer Ischämien bei koronarer Herzkrankheit (KHK) (a) und Prinzmetal-Angina (b).
Während Ischämien bei KHK vorwiegend unter Belastung am Tage auftreten, zeigt die Prinzmetal-Angina eine Anfallshäufung in der Nacht. Daten aus Lit. [193], [194], [195], [196].

wir sie heute bezeichnen würden – vermehrt in den frühen Morgenstunden aufzutreten pflegen [192].

Angina pectoris beruht auf einem Missverhältnis zwischen Sauerstoffangebot und -bedarf des Herzens. Die häufigste Ursache ist die koronare Arteriosklerose, die zu einer Einengung des Gefäßlumens und damit zu einer verminderten Durchblutung des versorgten Myokardareals führt. Exzentrische Stenosen der Koronararterien begünstigen zusätzlich das Auftreten von Vasospasmen, die zu belastungsunabhängigen Myokardischämien führen können. Weitaus seltener sind Angina-pectoris-Anfälle durch Vasospasmen ungeschädigter Koronargefäße, die sogenannte Prinzmetal-Angina.

Instabile Angina pectoris, intra- und transmurale Myokardinfarkte beruhen typischerweise auf partiellen oder vollständigen, thrombotisch bedingten Gefäßverschlüssen. Veränderungen thrombogener und antithrombotischer Faktoren haben daher bei diesen Krankheitsbildern eine besondere Bedeutung. Myokardiale Ischämien beruhen auf relativem Sauerstoffmangel und werden typischerweise durch Schwankungen von Blutdruck, Herzfrequenz und koronarem Tonus ausgelöst.

Eine Tageszeitabhängigkeit symptomatischer Angina-pectoris-Anfälle wurde, wie bereits erwähnt, erstmals 1815 beschrieben (s. Abb. 7.1) [192]. Systematisch untersucht wurde die 24 h-Rhythmik myokardialer Ischämien nach Einführung der ambulanten EKG-Langzeitmessung. Dabei zeigte sich, dass asymptomatische („stumme") und symptomatische Ischämien (Angina-pectoris-Anfälle) während des Tages häufiger auftreten als in der Nacht, koronarspastische, sog. Prinzmetal Angina-pectoris-Anfälle treten hingegen häufiger nachts auf (s. Abb. 7.2), wie in zahlreichen Studien gezeigt werden konnte [193] [194], [195], [196]. In den meisten Untersuchungen wurde ein dominanter morgendlicher Gipfel und in manchen Arbeiten ein zusätzlicher Anstieg am späten Nachmittag beobachtet. Als mögliche Ursachen kommen ein vermindertes Sauerstoffangebot oder ein erhöhter Bedarf zu diesen Zeitpunkten in Betracht. Tatsächlich gibt es Hinweise, dass der Tonus sowohl peripherer als auch koronarer Gefäße am frühen Morgen höher ist als zu anderen Zeitpunkten. Nach Gabe des α-Adrenozeptor-Antagonisten Phentolamin (s. Abb. 7.3) war die Tageszeitabhängigkeit des peripheren Gefäßwiderstands vollständig aufgehoben [197] was auf eine Beteiligung des α-adrenergen Systems hinweist.

Neben Veränderungen des Gefäßtonus kommt es in den Morgenstunden auch zu einer erhöhten kardialen Belastung, die auf dem Anstieg des Blutdrucks und der Herzfrequenz beruht, was zu einem erhöhten Sauerstoffbedarf des Myokards führt. Auch die vermehrte kardiale Belastung am Morgen beruht auf einer Aktivierung des adrenergen Nervensystems. Die Sympathikusaktivierung wird häufig direkt im Zusammenhang mit dem Erwachen und dem Aufstehen gesehen. Jedoch zeigen Untersuchungen, dass die Plasmakonzentration von Noradrenalin (s. Abb. 7.4) bereits vor dem Aufstehen anzusteigen beginnt [198]. Das Aufstehen per se hat natürlich direkte Auswirkungen auf die Sympathikusaktivität: So kommt es beim Aufstehen in der Nacht oder nach einem Mittagsschlaf ebenfalls zu Myokardischämien. Interessanterweise haben regelmäßige Mittagsschläfer eine um den Faktor 2 erhöhte Mortalitätsrate [199], die möglicherweise auf das nachmittägliche Aufstehen zurückgeführt werden könnte. Das morgendliche Ischämierisiko kann daher wahrscheinlich nicht durch späteres Aufstehen verschlafen werden!! Interessanterweise war nachmittägliches Ruhen ohne Schlaf nicht mit einem erhöhten Mortalitätsrisiko assoziiert, so dass offensichtlich nicht das Aufste-

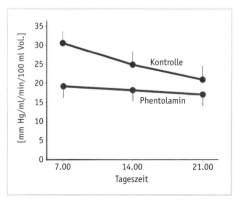

Abb. 7.3: Rhythmik im peripheren Widerstand (Vorderarm) bei 12 Probanden ohne/unter Infusion des α-Rezeptorenblockers Phentolamin. Steigungen Control vs. Phentolamin p<0,01. Nach Lit. [197].

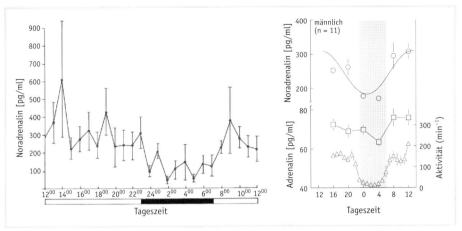

Abb. 7.4: Rhythmik in der Plasmakonzentration von Noradrenalin bei [198] 10 jungen, gesunden Probanden (links) und in den Plasmkonzentrationen von Adrenalin und Noradrenalin [213] bei 10 jungen gesunden Männern, zusammen mit der körperlichen Aktivität (rechts) Mittelwerte ± SEM.

hen per se sondern tatsächlich das morgendliche Erwachen mit dem erhöhten Auftreten kardiovaskulärer Ereignisse verbunden ist [199].

Anders als bei der belastungsabhängigen Angina pectoris kommt es bei der Prinzmetal-Angina häufig zu nächtlichen Anfällen (s. Abb. 7.2), die auf einem verminderten Sauerstoffangebot durch koronare Spasmen beruhen. Dieser Unterschied im tageszeitlichen Muster der Angina-pectoris-Anfälle weist darauf hin, dass bei der Prinzmetal-Angina andere pathophysiologische Mechanismen im Vordergrund stehen, die aber noch unzureichend verstanden werden.

Auch Herzinfarkte treten häufiger in den ersten Morgenstunden als zu anderen Zeiten des Tages auf, wie in zahlreichen Untersuchungen nachgewiesen werden konnte (s. Abb. 7.5). Da typischerweise eine Ruptur atherosklerotischer Plaques mit einem konsekutiven thrombotischen Gefäßverschluss zugrunde liegt, spielen einerseits Veränderungen verschiedener Gerinnungsparameter und andererseits die Plaqueruptur begünstigende Faktoren eine wichtige Rolle.

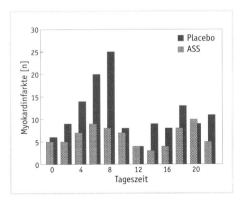

Abb. 7.5: Rhythmik im Auftreten von Myokardinfarkten und unter chronischer Gabe niedrigdosierter Acetylsalicylsäure (325 mg alle 2 Tage). Nach Lit. [200].

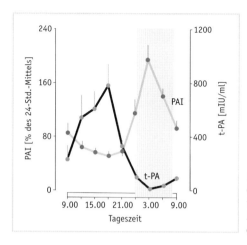

Abb. 7.6: Rhythmik in der Gerinnungshemmung bei 6 gesunden Probanden mit verminderter Aktivität in den frühen Morgenstunden. PAI = Plasminogen-Aktivator-Inhibitor Typ 1; tPA = Gewebe-Plasminogen-Aktivator. Nach Lit. [201].

Tatsächlich gibt es Hinweise auf eine gesteigerte Aggregabilität der Thrombozyten in den Morgenstunden (s. a. Kap. 7.3.4). In mehreren Untersuchungen wurde eine frühmorgendliche Abnahme der Aktivität endogener gerinnungshemmender Faktoren beobachtet, z. B. des Gewebe-Plasminogen-Aktivators t-PA (s. Abb. 7.6) mit einem mehrfachen Anstieg vom Morgen zum Nachmittag, Erreichen eines Maximums um 18 Uhr, gefolgt vom einem Abfall mit niedrigsten Werten zwischen 3 und 6 Uhr morgens [201], [202]. Diese Tagesrhythmik wurde auf Veränderungen im Plasminogen-Aktivator zurückgeführt. Trotz individueller Unterschiede im Muster traten die Maximal- und Minimalwerte sehr konstant und unabhängig von körperlicher Aktivität, Körperhaltung oder dem Schlaf-Wach-Rhythmus auf. Während die Konzentration des Gewebe-Plasminogen-Aktivators t-PA nur geringe Schwankungen aufwies, war die t-PA-Aktivität dramatischen circadianen Veränderungen unterworfen. Da gleichzeitig die Konzentration und Aktivität des Plasminogen-Aktivator-Inhibitors PAI-1 eine gegenläufige Rhythmik aufwies, scheint die Rhythmik in der fibrinolytischen Aktivität im Blut wesentlich durch Veränderungen in PAI-1 bedingt zu sein. Allerdings sind die sie regulierenden Mechanismen noch nicht völlig geklärt. Klinische Folgerungen aus diesen Befunden sind vor allem darin zu sehen, dass die PAI-1 Konzentrationen am Morgen am höchsten sind, zu einem Zeitpunkt, an dem ischämische Ereignisse am häufigsten aufzutreten pflegen. Dies legt die Vermutung nahe, dass der morgendliche Abfall in der Fibrinolyse thrombotische Reaktionen triggern könnte. Eine künftige genauere Analyse der zugrundeliegenden Mechanismen könnte dazu beitragen, Prävention und Therapie ischämischer Ereignisse zu verbessern.

Nicht nur die Häufigkeit von Herzinfarkten unterliegt einer Tagesrhythmik, auch die Prognose nach Infarkt wird vom Zeitpunkt des Auftretens beeinflusst. Typische Komplikationen, wie ventrikuläre Rhythmusstörungen, traten unabhängig vom Infarktzeitpunkt auf, wohingegen eine Herzinsuffizienz häufiger bei Patienten mit nächtlichem Myokardinfarkt beobachtet wurde als bei Infarktbeginn während des Tages [203]. Von besonderem Interesse ist auch, dass das Risiko, an einem Herzinfarkt zu sterben größer war, wenn die Patienten in einem Raum des Krankenhauses untergebracht waren, der nach Norden ausgerichtet war (Mortalität Männer: 10,4 %, Frauen: 21,6 %) und daher weniger Licht empfingen, als in einem Raum in südlicher Richtung

	Lebend/ Licht	Gestorben/ Licht	Lebend/ Dunkel	Gestorben/ Dunkel
Männer	209	10 (4,8 %)	222	23 (10,4 %)
Frauen	63	11 (17,4 %)	74	16 (21,6 %)

26. Juni 1996 um 0945:	Nordraum:	200– 400 lux
	Südraum:	1200–1300 lux
21. Nov. 1996 um 1245:	Nordraum:	200 lux
	Südraum:	1500 lux

Abb. 7.7: Herzinfarktraten bei Patienten, die in einem Nordraum (mit wenig Licht: Dunkel) bzw. Südraum (mit mehr Licht: Licht) im Hospital untergebracht waren. Aus Lit. [204].

(Mortalität Männer: 4,8 %, Frauen: 17,4 %) [204]. Dieser Befund (s. Abb. 7.7) macht deutlich, dass Licht nicht nur als Zeitgeber der inneren Uhr anzusehen ist, sondern offensichtlich sogar die Mortalität beeinflussen kann.

Von besonderem Interesse ist auch, dass Herzinfarkte beim Schlafapnoe-Syndrom (s. Abb. 7.8) ebenfalls häufiger in den frühen Morgenstunden auftreten als zu anderen Tageszeiten [205].

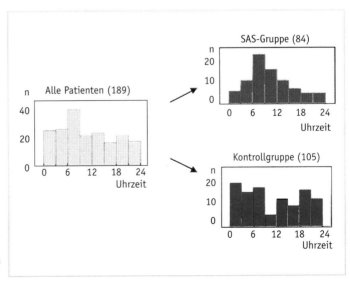

Abb. 7.8: Rhythmik im Herzinfarkt bei Schlafapnoe-Syndrom (SAS). Nach Lit. [205].

7.2. Pathophysiologie von Herzrhythmusstörungen und des plötzlichen Herztodes

Für Herzrhythmusstörungen, als Folge einer Myokardischämie oder einer Störung der myokardialen Erregbarkeit und Erregungsausbreitung, und den plötzlichen Herztod sind analoge tageszeitliche Rhythmen wie beim Infarkt mit gehäuftem Auftreten in den frühen Morgenstunden nachgewiesen worden. Der plötzliche Herztod ist häufig auf ventrikuläre Herzrhythmusstörungen, Kammerflattern oder -flimmern zurückzuführen. In einer Untersuchung an Patienten mit Herzinsuffizienz, bei denen der plötzliche Herztod zu den führenden Todesursachen zählt, wurde eine etwas andere tageszeitliche Verteilung beobachtet, mit der größten Häufigkeit des plötzlichen Herztodes am Nachmittag [206]. Interessanterweise wurde diese Rhythmik nur bei den Patienten nachgewiesen, deren Herzinsuffizienz Folge einer ischämischen Herzerkrankung war, sodass auch dieser Befund einen Zusammenhang zwischen plötzlichem Herztod und Myokardinfarkt nahe legt.

Mit Hilfe des bei Patienten mit hochgradigen ventrikulären Rhythmusstörungen implantierten Defibrillators ist es möglich, exakt das zeitliche Auftreten ventrikulärer Rhythmusstörungen über einen längeren Untersuchungszeitraum zu erfassen. Dabei wurde in mehreren Studien übereinstimmend eine signifikante 24 h-Rhythmik ventrikulärer Tachykardien beschrieben. Die Inzidenz ventrikulärer Tachykardien ist am Tag größer als in der Nacht, zeigt meist einen morgendlichen Gipfel, häufig auch einen zusätzlichen, kleineren Anstieg am späten Nachmittag.

Diese tageszeitliche Rhythmik war sowohl bei Patienten mit KHK als auch bei solchen mit nicht-ischämischen Herzerkrankungen nachweisbar und kann daher nicht ausschließlich auf die am Morgen gehäufte Myokardischämie zurückgeführt werden. Auch die Beobachtung, dass der Erfolg einer Defibrillation gerade morgens, wenn die meisten Episoden auftreten, am geringsten ist [207], spricht für eine Beteiligung elektrophysiologischer Parameter an der 24 h-Rhythmik ventrikulärer Tachykardien.

7.3. Pathophysiologie der Rhythmik von Schlaganfällen

Hinsichtlich ihres tageszeitlichen Auftretens sind zerebrovaskuläre Ischämien bisher weniger gut untersucht als myokardiale Ischämien. Die vorliegenden Daten zeigen aber ebenfalls eine Häufung von Schlaganfällen in der ersten Hälfte des Tages (s. Abb. 7.9), was zur Auslösung durch eine Plaqueruptur infolge plötzlicher Druckbelastung passen könnte. Tatsächlich wurde ein dominanter Morgengipfel im Auftreten intracerebraler Blutungen bei Patienten mit arterieller Hypertonie berichteten Passero et al. [208], während Blutungen anderer Genese, z. B. bei Hirntumoren, Gerinnungsstörungen etc., nur eine gering ausgeprägte tageszeitliche Rhythmik aufwiesen.

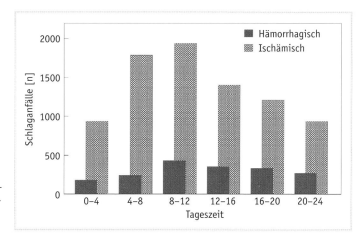

Abb. 7.9: Rhythmik im Auftreten von Schlaganfällen verschiedener Genese. Metaanalyse nach Lit. [209].

Es stellt sich natürlich die Frage, ob kardioembolisch bedingte Schlaganfälle einer anderen tageszeitlichen Rhythmik unterliegen. Da kardiale Thromben meist im Vorhof entstehen und das größte Risiko einer Embolisierung beim Übergang in einen normalen Sinusrhythmus besteht, wären embolisch bedingte Schlaganfälle dann zu erwarten, wenn die größte Wahrscheinlichkeit der spontanen Beendigung von Vorhofflimmern besteht, also gegen Mittag. Es muss aber angemerkt werden, dass die vorliegenden Daten eine abschließende Beurteilung dieser Frage noch nicht zulassen.

7.4. Tagesrhythmik in Blutdruck und Herzfrequenz

Auch hier sei auf die historischen Befunde verwiesen, die bereits vor über 300 Jahren – vor allem, was die Herzfrequenz anbetrifft – gemacht worden sind (s. Kap. 2). Genaue Beobachtung und exakte Beschreibung der Funktionen des Herz-Kreislauf-Systems haben bereits im Zeitalter der Aufklärung die ausgeprägte Rhythmik in diesen Körperfunktionen nachgewiesen. Seit der Einführung der ambulatorischen 24-Stunden-Blutdruckmessgeräte ist dies zum Allgemeingut der Medizin geworden.

Die Einführung der ambulatorischen 24 h-Blutdruckmessung (ABPM) hat zur Anerkennung der Bedeutung circadianer Rhythmen des Herz-Kreislauf-Systems wesentlich beigetragen. Mit dieser Methode ist es möglich, engmaschige Blutdruckmessungen unter Alltagsbedingungen des Patienten durchzuführen. Zahlreiche Untersuchungen haben ergeben, dass der mittels ABPM gemessene 24 h-Blutdruck eines Patienten geringeren Schwankungen unterliegt als die bisher übliche, standardisierte Gelegenheitsmessung gemäß WHO-Kriterien. Auch zeigte sich, dass der 24 h-Blutdruck, als Ausdruck der Dauerbelastung hypertensiver Endorgane, eine zuverlässigere Prognose des Auftretens von Endorganschäden erlaubt. Neben der genaueren Erfassung des Blutdrucks im 24 h-Mittel erlaubt die ABPM-Messung auch eine Beurteilung der tageszeitlichen Schwankungen. So ist die inzwischen auch klinisch übliche Einteilung in Dipper (d. h.

mit nächtlichem Blutdruckabfall) und Non-Dipper (fehlender/unzulänglicher nächtlicher Blutdruckabfall) nur auf der Basis von Langzeitmessungen des Blutdrucks möglich.

Die Deutsche Hochdruckliga [210] hat die folgenden Empfehlungen bzw. Richtlinien für die ambulante 24-Stunden-Blutdruckmessung (ABDM) herausgegeben:
■ Tagsüber zwischen 7 und 22 Uhr (± 2 Stunden) Messungen in etwa 15-minütigem Intervall, nachts in etwa 30-minütigem Intervall, bei speziellen Fragestellungen kann ein drittes Messintervall (z. B. frühmorgens) sinnvoll sein
Als Normwerte werden angesehen:
■ Obere Normgrenze für den Tagesmittelwert (7 bis 22 Uhr ± 2 Stunden) 135/85 mmHg; das entspricht einem Gelegenheitsblutdruck von 140/90 mmHg obere Normgrenze für den 24-Stunden-Mittelwert 130/80 mmHg ein nächtlicher Abfall im systolischen Blutdruck von 10–15 % und im diastolischen Blutdruck um 15–20 %

Diese Einteilung in Dipper/Non-Dipper erfolgt anhand des nächtlichen Blutdruckabfalls, bzw. der Differenz zwischen Tag- und Nachtmittelwert. Beträgt die Differenz weniger als 10 % des systolischen oder 15 % des diastolischen Tagesmittelwertes, liegt ein Non-Dipper-Status vor. Diese Einteilung ist deshalb wichtig, weil Non-Dipper ein deutlich gesteigertes Risiko kardiovaskulärer Folgeschäden aufweisen und entsprechend überwacht und behandelt werden müssen.

Die Analyse der Daten wird unterschiedlich gehandhabt. Meist werden nur die arithmetischen Mittelwerte über 24 Stunden, das Tag- und Nachtintervall, berechnet, wie es auch aus den Empfehlungen der Hochdruckliga hervorgeht [210]. Auch die Gerätehersteller bieten nur dieses Verfahren an. Dabei wird natürlich dem dynamischen Verlauf des Blutdrucks innerhalb von 24 Stunden nicht Rechnung getragen. Vor allem Ausmaß und Intensität des nächtlichen Abfalls und des frühmorgendlichen Anstiegs wird damit nicht erfasst.

Um diese Probleme zu umgehen, sind verschiedene, alternative Analyseverfahren vorgeschlagen worden. Die größte Verbreitung hat die partielle Fourier-Analyse gefunden.

Eine tageszeitliche Rhythmik des Blutdrucks wurde in zahlreichen Untersuchungen übereinstimmend dokumentiert. Sie ist bei Männern und Frauen (s. Abb. 7.10) gleichermaßen nachweisbar, bei Europäern ebenso wie bei Menschen asiatischer oder afroamerikanischer Abstammung. Die circadiane Rhythmik des Blutdrucks entwickelt sich parallel zu anderen körpereigenen Rhythmen in den ersten Lebensmonaten und ist bis ins hohe Alter nachweisbar. Das typische circadiane Profil zeigt nachts erniedrigte Werte, einen raschen morgendlichen Anstieg und häufig, aber nicht grundsätzlich, einen kleineren abendlichen Gipfel.

Das o. g. Anpassungsverfahren dient dem Nachweis rhythmischer Phänomene in zeitabhängigen Daten und beruht auf der Anpassung harmonischer sinusoidaler Schwingungen [211], eine neue Windows-kompatible Methode dieses Verfahrens steht zur Verfügung (s. Abb. 7.10). Diese Analyse kann mit allen APBM-Messdaten einzelner Patienten oder von Patientengruppen bzw. deren Stundenmittelwerten einfach und schnell durchgeführt werden [212].

Abb. 7.10: 24-Stunden-Rhythmik in Blutdruck und Herzfrequenz bei 10 jungen Frauen (oben) und Männern (unten), ermittelt mittels ABPM. Links sind die Stundenmittelwerte ± SEM der Originaldaten dargestellt (zusätzlich die Aktivität mittels Arm-Aktivitätsmesser), rechts wurden eine partielle Fourierserie mit dem Programm WIN-ABPM-Fit an die Daten angepasst [212]. Aus Lit. [213].

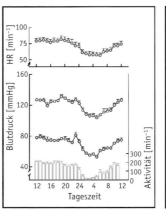
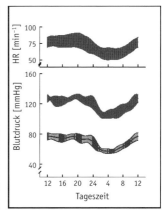

Das circadiane Blutdruckprofil essentieller Hypertoniker unterscheidet sich nicht grundsätzlich von dem gesunder Probanden, es ist lediglich zu höheren Mittelwerten verschoben (s. Abb. 7.11). Man beobachtet aber bei Patienten mit lange bestehender Hypertonie einen größeren Anteil sogenannter Non-Dipper, was häufig als Hinweis auf eine bereits eingetretene Endorganschädigung gedeutet wird. Diese Vermutung beruht auf Befunden an Patienten mit sekundärer, renaler Hypertonie. Diese Patienten, ebenso wie solche mit endokrinen oder renalen Hypertonieformen, haben oft einen verminderten oder aufgehobenen nächtlichen Blutdruckabfall (s. Abb. 7.11). Interessanterweise beobachtet man auch bei Diabetikern, die bereits eine diabetische Nephropathie aufweisen, häufig eine abgeschwächte Blutdruckrhythmik, was die wichtige Rolle der Niere für die (circadiane) Blutdruckregulation unterstreicht.

7.5. Praxis- oder Weißkittelhypertonie

Schließlich hat die ABPM-Messung auch zur Erkennung eines neuen Krankheitsbildes, der Praxishypertonie, geführt, deren klinische Bedeutung derzeit noch nicht eindeutig geklärt ist. Von Praxishypertonie spricht man, wenn Patienten bei Messungen in der ärztlichen Praxis reproduzierbar hypertensive Blutdruckwerte zeigen, in der ABPM-Messung aber normale Tag-, Nacht- und 24 h-Mittelwerte (s. Tab. 7.1).

Die von Quantz [36] gemachte feine Beobachtung (s. Kap. 2), dass der Puls durch vielerlei Aspekte, wie Stimmungslage und Emotionen, beeinflusst werden kann, ist von außerordentlicher Bedeutung: Das heute allgemein bekannte Phänomen der Praxis- bzw. Weißkittelhypertonie [217], [216] spiegeln diese Beobachtung Quantzens wider. Allerdings ist dieses Phänomen schon vor über 300 Jahren an Hand von Veränderungen im Puls beschrieben worden, wie Abbildung 7.12 zeigt [218], [219], [220].

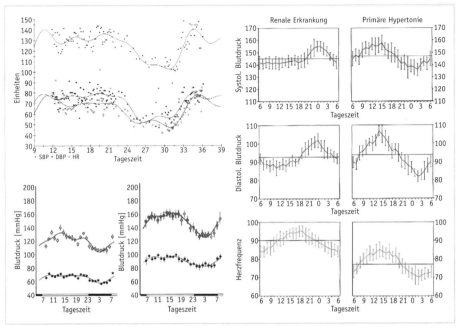

Abb. 7.11: 24-Stunden-Blutdruckprofile bei Normotonikern und primären Hypertonikern (links unten [214]) und primären (essentiellen) Hypertonikern und renalen (sekundären) Hypertonikern [215] (rechts), ein Einzelprofil mit Originaldaten [212] ist links oben (unveröffentlicht) dargestellt.

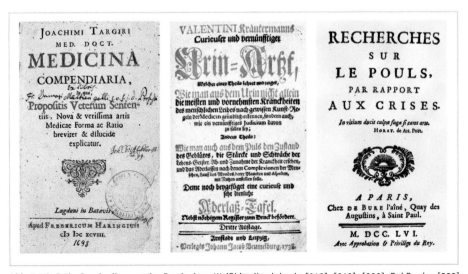

Abb. 7.12: Frühe Beschreibungen des Praxis- bzw. Weißkittelhochdrucks [218], [219], [220]. Bei Bordeu [220] *kursiv* im Original, * Übersetzung B.L. (s. a. Lit. [221]).

Tab. 7.1: In der Praxis gemessene Blutdruckwerte im Vergleich zu ABPM-Messungen bei Patienten mit Praxis- bzw. Weißkittelhypertonie. Aus Lit. [216].

	Normotoniker (n = 33)	Praxishypertoniker (n = 36)	Signifikanz p
Messung in Arztpraxis			
SBP (mmHg)	128 ± 13	146 ± 10	< 0,001
DBP (mmHG)	81 ± 8	97 ± 8	< 0,001
HR (b/min)	76 ± 7	79 ± 9	n. s.
ABMP (Mesor)			
SBP (mmHg)	122,8 ± 10,9	122,4 ± 6,8	n. s.
DBP (mmHG)	74,1 ± 5,5	74,8 ± 5,7	n. s.
HR (b/min)	75,8 ± 10,5	75,8 ± 6,8	n. s.

Targiri, Joachim (1698):
„Vor allen Dingen muss man kundig sein, den Puls der Arterie zu untersuchen, dessen Bewegung mannigfach beschleunigt, vermindert und zutiefst durch innere Ursachen und äußere Umstände gestört werden kann. Dabei ist selbst der Anblick und das Eintreten des Arztes nicht von allzu geringer Bedeutung, ... weil er in in der Tat im Puls viel Bewegung auslösen kann." *

Hellwig, Christoph (1738) (Pseudonym: Valentin Kräutermann):
„Vor allen Dingen stehet aber zu wissen, dass der Puls sich mercklich verändern ... könne, wozu nicht wenig Anlass giebet die Ankunft des Medici, dannenhero der Medicus nicht alsobald beym Eintritt über den Patienten herfahren soll, und den Puls fühlen, er muss sich erstlich eine Weile niedersetzen, und mit dem Patienten discutiren, und während Discurs einmal oder etliche die Ader fühlen."

Bordeu, Théophile de (1756):
„Um den Zustand des Pulses ausreichend beurteilen zu können, muss man ihn wiederholt tasten; es ist die Ausnahme, dass die Anwesenheit des Arztes nicht vorübergehend Veränderungen im Puls hervorruft, die ihn erhöhen oder ihn verstärken: die Praktiker verlieren niemals den Puls aus den Augen, den sie den Puls des Arztes nennen." *

7.6. Neurohumorale Steuerung der Rhythmik des Blutdrucks

Ohne Zweifel spielt das sympathische Nervensystem eine herausragende Rolle in der Regulation des Blutdruckes und der Herzfrequenz. Das sympathische Nervensystem löst vor allem ergotrope (leistungssteigernde) Reaktionen aus und ist damit wesentlich für die Auseinandersetzung des Organismus mit der Umwelt und entsprechende Abwehr- und

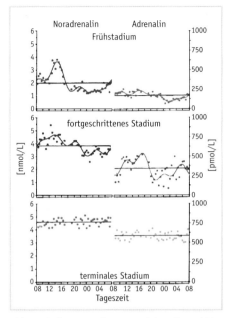

Abb. 7.13: Konzentrationen von Adrenalin und Noradrenalin im Plasma von Patienten mit letaler familiärer Insomnie in verschiedenen Krankheitsstadien. Mit zunehmender Erkrankung verschwinden die Rhythmen in den Plasmakatecholaminen. Nach Lit. [223].

Notfallreaktionen verantwortlich. Die Übertragung von Informationssignalen innerhalb des Nervensystems und vom zentralen Nervensystem auf periphere Erfolgsorgane erfolgt über die verschiedensten Mechanismen, u. a. werden Überträgersubstanzen (Transmitter) benutzt. Noradrenalin ist als Transmitter von überragender Bedeutung bei der Informationsübertragung innerhalb des sympathischen Nervensystems. Die eigentliche Signalübertragung erfolgt dann über die Bindung des Transmitters an spezifische Rezeptoren der postsynaptischen Membran, was zur Auslösung einer Transduktionskaskade führt, bei der das Signal verstärkt wird. Der hierbei gebildete zweite Botenstoff (second messenger) zyklisches Adenosinmonophosphat (cAMP) spielt dabei eine wichtige Rolle, in dem er die intrazelluläre Calciumkonzentration und die Aktivität verschiedener Enzyme moduliert. Beim Menschen kann man nun nachweisen, dass sowohl die Konzentration von Noradrenalin (s. Abb. 7.4) als auch von cAMP im Plasma tagesrhythmische Variationen aufweisen mit jeweils höchsten Werten während des Tages und einem nächtlichen Abfall. Von Bedeutung ist vor allem der frühmorgendliche schnelle Anstieg in der Katecholaminkonzentration im Plasma, der auf eine rasche Aktivierung des Sympathikus hinweist (s. Abb. 7.4). Dieser Befund zeigt, dass die durch den Sympathikus ausgelösten ergotropen Funktionen vor allem während der Aktivitätsperiode des Menschen, am Tage, überwiegen. Die überragende Bedeutung des autonomen Nervensystems für die circadiane Blutdruckregulation zeigt sich auch darin, dass es bei Patienten mit progressiver autonomer Dysfunktion (im Rahmen einer familiären Amyloid-Polyneuropathie) stadienabhängig zum Verschwinden der normalen Blutdruckrhythmik kommt [222]. Ebenso geht die zunehmende Erkrankung bei der familiären letalen Insomnie, einer Prionen-Erkrankung, mit einem Verschwinden der Rhythmik im Blutdruck und hormonellen Parametern, einschließlich der Katecholamine, einher [223], wie in Abbildung 7.13 dargestellt.

7.7. Tierexperimentelle Studien zu kardiovaskulären Funktionen und ihren Mechanismen

7.7.1. Signalübertragung

Ratten sind im Gegensatz zum Menschen nachtaktive Lebewesen. Bereits 1973/74 konnten wir erstmals nachweisen, dass im Rattenherzen als Parameter der sympathischen Aktivität der Umsatz des physiologischen Neurotransmitters Noradrenalin in der Nacht, also der Aktivitätsperiode der Nager, signifikant größer ist als in der Ruheperiode am Tage [224], [225] (s. Abb. 7.14). Für diese Versuche wurden den Tieren kleine Mengen radioaktiv markierten Noradrenalins injiziert, dessen Abbau dann gemessen werden konnte bzw. wurde das geschwindikeitsbestimmende Enzym in der Biosynthese von Noradrenalin, die Tyrosinhydroxylase, gehemmt. In jüngsten Untersuchungen über die Rhythmik in der Plasmakonzentration von Noradrenalin bei Ratten, konnte die These eines nächtlich erhöhten Sympathikustonus bestätigt werden (s. Abb. 7.15).

Dabei zeigte sich auch, dass der lipophile β-Adrenozeptor-Antagonist Propranolol den Turnover als Maß der Sympathikusaktivität in der nächtlichen Aktivitätsphase vermindern konnte, nicht jedoch in der Ruhephase am Tag (s. Abb. 7.16).

In zusätzlichen Untersuchungen zur Pharmakokinetik von β-Adrenozeptor-Antagonisten bei Ratten ließ sich erstmals nachweisen, dass sowohl lipophile (Propranolol, Metoprolol) als auch hydrophile (Sotalol, Atenolol) Verbindungen, die über die Leber bzw. die Nieren eliminiert werden, jeweils kürzere Eliminationshalbwertszeiten im

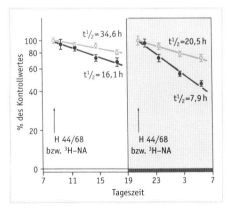

Abb. 7.14: Turnover von Noradrenalin im Rattenherzen nach Hemmung der Tyrosinhydroxylase mit H44/68 oder nach i. v. Injektion von ³H-Noradrenalin in der Aktivtäts- bzw. der Ruheperiode der Ratten. Die Befunde zeigen, dass der Sympathikustonus in der Aktivitätsperiode höher ist als in der Ruheperiode. Daten aus Lit. [224], [225].

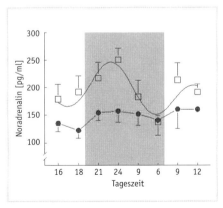

Abb. 7.15: Rhythmik in der Plasmakonzentration von Noradrenalin bei normotensiven Sprague-Dawley (blau) und transgen-hypertensive TGR(mRen2)27 Ratten, n = 4–9, Mittelwert ± SEM. Daten aus Lit. [226].

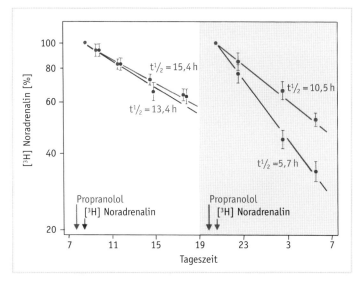

Abb. 7.16: Turnover von Noradrenalin im Rattenherzen nach Blockade der β-Adrenozeptoren durch Propranolol. Propranolol hemmte den Umsatz von Noradrenalin nur in der Aktivitätsperiode in der Nacht, d. h. bei erhöhtem Sympathikustonus. Nach Lit. [227].

Plasma und verschiedenen Organen in der Aktivitätsperiode in der Nacht als in der Ruheperiode am Tag aufwiesen (s. Abb. 7.17). Da die Effekte aber ebenfalls in der Nacht ausgeprägter waren (s. Abb. 7.15), ließ sich folgern, dass die Chronopharmakokinetik offensichtlich nicht für die Tageszeitabhängigkeit in den Wirkungen verantwortlich sein kann, sondern der in der Aktivitätsperiode erhöhte, nun durch β-Adrenozeptor-Antagonisten blockierte Sympathikotonus. Somit wurde erstmals nachgewiesen, dass auch die Dosis-Wirkungs-Beziehung von Pharmaka tageszeitabhängig sein kann.

Zur weiteren Charakterisierung der Noradrenalin-vermittelten Signalübertragung wurden bei der Ratte ex vivo Untersuchungen an Zielorganen des sympathischen Nervensystems, wie Herz und Gehirn, durchgeführt. Es ist heute möglich, Zahl und Affinität von β-Adrenozeptoren mittels Rezeptor-Bindungsstudien mit radioaktiv markierten Liganden zu bestimmen (s. Abb. 7.18, 7.19), die endogene Konzentration von cAMP mit einem spezifischen Radioassay zu erfassen und die Aktivitäten des cAMP-bildenden Enzyms Adenylylcyclase (s. Abb. 7.18) und der cAMP-abbauenden Enzyme, Phosphodiesterasen (s. Abb. 7.19) zu bestimmen. In umfangreichen Untersuchungen wurden alle diese Parameter „rund um die Uhr" in verschiedenen Organen der Ratte gemessen. Somit gelang es auch auf der Ebene der postsynaptischen Signalübertragung tageszeitabhängige Rhythmen nachzuweisen.

In Herz und Gehirn waren nur relativ geringe tageszeitliche Variationen in der Dichte der β-Adrenozeptoren nachweisbar, während Auf- und Abbau von cAMP und seine endogene Konzentration ausgeprägte 24 h- bzw. 12 h-Rhythmen aufwiesen [229]. Überraschenderweise fanden wir die höchste endogene cAMP-Konzentrationen zu einem Tageszeitpunkt (8–10 Uhr), an dem die Aktivität der Adenylcyclase niedrig war (s. Abb. 7.17). Da zum gleichen Zeitpunkt jedoch die Aktivität der cAMP-abbauenden Phosphodiesterasen ebenfalls niedrig war, lässt sich der Befund dahingehend erklären, dass der Phosphodiesterase wohl in vivo eine wesentlich größere Rolle für die endogene Konzentration des second messenger cAMP zukommt als allgemein angenommen [229].

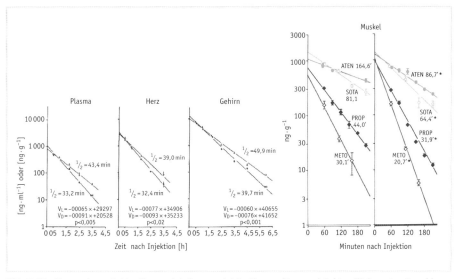

Abb. 7.17: Chronopharmakokinetik von (±)-Propranolol in Plasma, Herz und Gehirn (links, rot = Tag, blau = Nacht) bzw. von Propranolol, Metoprolol, Sotalol und Atenolol im Muskel (rechts) von Ratten, jeweils untersucht in der Aktivitätsperiode in der Nacht und in der Ruheperiode am Tag. Die Eliminationshalbwertszeiten sind generell kürzer in der Aktivitäts- als in der Ruhephase. Nach Lit. [228].

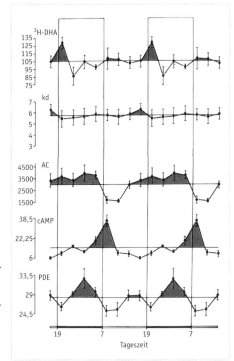

Abb. 7.18: Tageszeitliche Rhythmen der β-adrenergen Signaltransduktion im Vorderhirn der WKY-Ratte. Dargestellt ist die β-Adrenozeptordichte (β-ADR, ³H-DHA, kd), die cAMP-Synthese durch die Adenylcyclase (AC), die cAMP-Konzentration und der cAMP-Abbau durch Phosphodiesterasen (PDE). Höchste cAMP-Konzentrationen wurden am Morgen gemessen, zum Zeitpunkt des geringsten cAMP-Abbaus. Mittelwerte ± SEM, Daten aus Lit. [229].

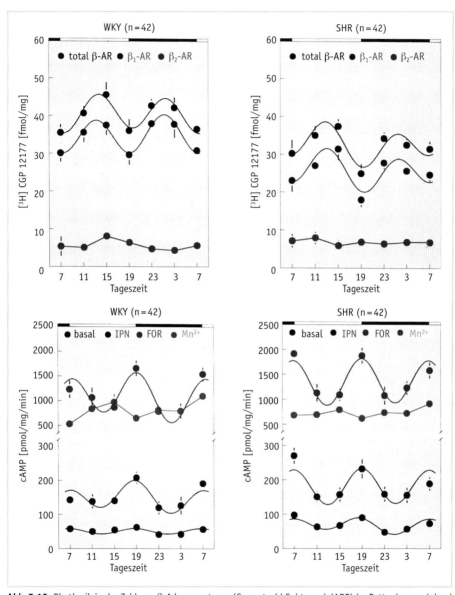

Abb. 7.19: Rhythmik in der Zahl von β-Adrenozeptoren (Gesamtzahl Subtypen) (ADR) im Rattenherzen (oben) und in der Aktivität der basalen und stimulierten Adenylcyclase (AC, unten) von normotensiven Wistar-Kyoto-Ratten (WKY) und spontan-hypertensiven Ratten (SHR). Mittelwert ± SEM, n = 6. Details siehe Text. Daten aus Lit. [230].

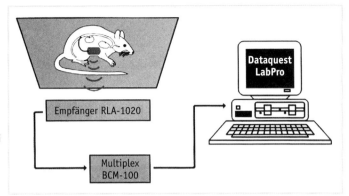

Abb. 7.20: Radioteleme-trie-System zur Erfassung von z. B. Blutdruck, Herz-frequenz und Motilität bei freibeweglichen, unge-stressten Ratten. System DataSciences, Minnesota, USA.

Weitere Analysen zur Rhythmik der Subtypen der β-Adrenozeptoren (ADR) im Herzen (s. Abb. 7.19) zeigten, dass nur die Gesamtzahl der ADR und die $β_1$-ADR, je-doch nicht die $β_2$-ADR eine Rhythmik (von 12 h) zeigten, was auf die dominante Be-deutung der $β_1$-ADR im Herzen hinweist [230]. Interessanterweise war im Herzen die Rhythmik in der Basalaktivität der Adenylylcyclase, der cAMP-Konzentration, und die durch den nicht-selektiven β-Agonisten Isoprenalin bzw. durch Forskolin (stimuliert die AC und das G-Protein) stimulierte Aktivität der AC zu den Rezeptoren invers [230]. Mangan-Ionen, die nur die AC stimulieren, hoben diese Rhythmik auf. Diese Befunde weisen darauf hin, dass:

1) die AC besser stimuliert wird, wenn die Rezeptorenzahl niedrig ist, möglicherweise spiegelt dies auch eine Herunterregulation der Rezeptoren durch die Stimulation wieder.
2) die Rhythmik in der Signaltransduktionskette offensichtlich durch die AC gesteuert wird.

7.7.2. Telemetrische Erfassung von Blutdruck und Herzfrequenz

Durch die Entwicklung implantierbarer Sender (Radiotelemetrie, s. Abb. 7.20), über die der arterielle Druck kontinuierlich gemessen werden kann, ist es möglich geworden, Mechanismen der circadianen Blutdruckregulation in verschiedenen Tiermodellen ge-nauer zu untersuchen. Die Abbildung 7.21 zeigt, dass auch bei Ratten verschiedener Stämme eine ausgeprägte Rhythmik in Blutdruck (BP), Herzfrequenz (HR) und – was schon seit längerem durch Laufraduntersuchungen vor allem bei Hamstern bekannt war – in der Motilität (MA) besteht [170]. Die Methode der Telemetrie erlaubt es, BP, HR und MA bei völlig freibeweglichen und damit ungestressten Tieren zu erfassen, die Erhöhung der Stresshormone Cortisol, Noradrenalin, Angiotensin II, die z. B. bei im-mobilisierten Ratten unter Messung des Blutdrucks an den Schwanzarterien (tail-cuff-method) auftreten, fällt weg!. Dies hat enorme Vorteile, wenn man die Wirkungen von Pharmaka auf BP und HR untersuchen will.

Mit der Telemetrie konnte somit erstmals der Nachweis einer ausgeprägten Rhyth-mik auch in BP und HR bei Ratten unter physiologischen Bedingungen nachgewiesen

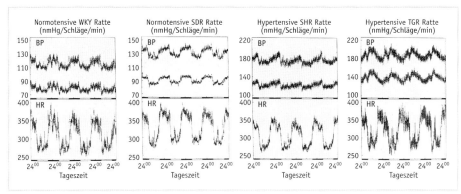

Abb. 7.21: Circadiane Rhythmen im Blutdruck (BP) und Herzfrequenz (HR) bei 2 normotensiven und 2 hypertensiven Rattenstämmen, gemessen mittels Telemetrie. Mittelwerte ± SEM von 8 – 11 Tieren. Daten aus Lit. [170].

werden [170]. Wie Eingangs diskutiert, ist die Feststellung „einer Rhythmik" unter synchronisierten Bedingungen (12 Stunden Licht : 12 Stunden Dunkelheit) kein Beweis für eine circadiane, d. h. durch innere Uhren gesteuerte Rhythmik. Um dieser Frage nachzugehen wurden folgende Experimente durchgeführt:

- Erfassung von BP, HR und MA unter Dauerdunkel, d. h. unter Freilaufbedingungen
- Zerstörung (Elektrokoagulation) des SCN, d. h. der zentralen Uhr im Hypothalamus.

Eine wichtige Beobachtung zur Frage der zentralen Blutdruckregulation wurde in einem besonderen Rattenstamm erhoben, der ursprünglich als Tiermodell der menschlichen essentiellen Hypertonie entwickelt worden war [232]. Bei diesen sogenannten TGR(mREN2)27-Ratten handelt es sich um eine transgene Linie, die ursprünglich durch Transfektion eines zusätzlichen Mäuserenin-Gens erzeugt wurde. Dieses Gen wurde tatsächlich stabil in das Genom der Ratte integriert und das zugehörige Protein in verschiedenen Geweben exprimiert. Da die Reninaktivität der wesentliche Regulationsfaktor des Renin-Angiotensin-Systems ist, entwickeln diese Ratten durch das vermehrt gebildete Maus-Renin, das zur gesteigerten Bildung von Angiotensin II führt, eine schwere arterielle Hypertonie mit allen charakteristischen Endorganschäden.

Bei diesen Tieren konnten wir erstmals eine interne Dissoziation in Rhythmen von Körperfunktionen nachweisen: Ihr circadianes Blutdruckprofil unterschied sich deutlich von dem aller anderen normo- und hypertensiven Rattenstämme, wie aus den Abbildungen 7.21 und 7.22 [170], [231] ersichtlich. TGR-Ratten zeigen ein um fast 12 Stunden verschobenes, inverses Blutdruckprofil mit Maxima in der Ruhephase und Minima in der nächtlichen Aktivitätsphase (s. Abb. 7.21), weshalb wir sie als Modell der menschlichen sekundären Hypertonie (Non-Dipper) bezeichneten [170], Non-Dipper, die ebenfalls in der Ruheperiode des Menschen keinen/verminderten Blutdruckabfall oder sogar einen Erhöhung aufweisen (s. Abb. 7.11).

Die in Abbildung 7.22 dargestellten Ergebnisse zeigen erstmals, dass alle Rhythmen bei normotensiven Sprague-Dawley-Ratten (SDR, SPRD) und TGR unter Freilaufbedingungen (DD) weiterbestehen, ein eindeutiger Hinweis, dass sie auch durch innere

Uhren gesteuert werden müssen! Bei SDR verlängert sich die dominate 24 h-Periode (τ) unter DD in den 4 Parametern um 0,20–0,25 h/Tag [231], was der Erwartung entspricht (siehe Einleitung). Bei TGR hingegen fand unter DD in HR und MA nur eine geringe Verlängerung von τ um 0,13–0,14 h/Tag statt, SBP und DBP blieben in ihrer Periode unverändert [231]. Damit war zum ersten Mal bei der Ratte eine interne Desynchronisation von physiologischen Rhythmen unter Freilaufbedingungen nachgewiesen worden.

Den endgültigen Beweis, dass auch kardiovaskuläre Funktionen bei der Ratte durch den SCN in ihrer Rhythmik gesteuert werden, d. h. circadian sind, zeigen die Ergebnisse, die in Abbildung 7.22 dargestellt sind. Bei normotensiven SDR und den hypertensiven TGR war nach SCN-Läsion die Rhythmik nicht mehr nachweisbar, obwohl die Tiere unter synchronisierten Bedingungen eines Licht-Dunkel-Wechsels gehalten wurden [233].

Bei TGR war die Rhythmik in der motorischen Aktivität, der Körpertemperatur und der Herzfrequenz (s. Abb. 7.21) normal. Allein die Dissoziation zwischen Blutdruck einerseits und der Aktivität andererseits spricht eindeutig dafür, dass die Rhythmik des Blutdrucks unabhängig, endogen reguliert wird, und nicht durch einen Anstieg in der körperlichen Aktivität bedingt sein kann. Angesichts dieser Befunde stellte sich natürlich die Frage, ob auch die gestörte Blutdruckrhythmik bei TGR unter Kontrolle der inneren Uhr im SCN steht. Durch SCN-Läsion konnten wir zeigen, dass tatsächlich auch die inverse Blutdruckrhythmik bei TGR verschwindet, wenn die zentrale innere Uhr zerstört ist (s. Abb. 7.23). Daher liegt es nahe, dass die Überaktivität des Renin-Angiotensin-Systems bei TGR nicht nur für die Erhöhung des Blutdrucks verantwortlich ist, sondern wahrscheinlich zu einer gestörten Rezeption von Zeitgebersignalen zum SCN oder gestörten Vermittlung der SCN-Impulse an Kreislaufregulationszentren führt.

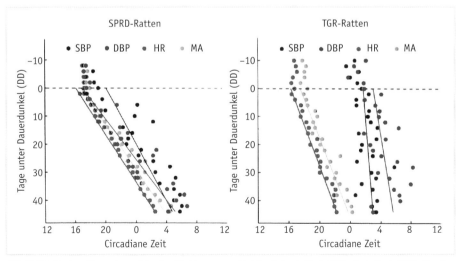

Abb. 7.22: Maxima (Acrophasen) in den Rhythmen von Blutdruck (systolisch SBP; diastolisch DBP), Herzfrequenz (HR) und Motilität (MA) bei normotensiven SPRD-Ratten und transgen-hypertensiven TGR(mRen2)27 Ratten unter Licht-Dunkel (12 h : 12 h; oberer Teil) und unter Freilaufbedingungen unter Dauerdunkel (DD, unterer Teil). Daten aus Lit. [231].

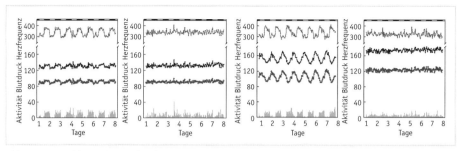

Abb. 7.23: Auswirkung einer Läsion des SCN (zentrale Hauptuhr) auf telemetrische Daten bei einer normotensiven WKY-Ratte (links) und einer transgen-hypertensiven TGR Ratte (rechts), die Kontrollen nach Schein-Operation sind jeweils auf der linken Hälfte, nach SCN-Läsion auf der rechten Hälfte der Abbildungen dargestellt. Aus Lit. [233].

Die gestörte circadiane Rhythmik von TGR – vor allem im Blutdruck – (s. Abb. 7.23) unter Freilaufbedingungen wird gestützt durch molekularbiologische Befunde, die zeigen, dass diese mit einer verminderten Expression des Uhrengens rPer2 mRNA im SCN und in der Nebenniere von TGR einhergeht, weniger im SCN, wie Abbildung 7.24 zeigt [234], [235].

Ein weiterer deutlicher Beleg für eine Störung der zentralnervösen circadianen Regulation bei TGR-Ratten wurde durch Untersuchung des SCN selbst erbracht. Dabei beobachteten wir, dass die Genexpression des Transkriptionsfaktors c-fos, der Lichtsignale als Information zum SCN steuert, im SCN gesunder Ratten eine ausgeprägte Tag-Nacht-Rhythmik aufweist (s. Abb. 7.25), die im SCN von TGR nicht nachweisbar ist [235].

In weiteren Experimenten (s. Abb. 7.26) konnte gezeigt werden, dass der durch Lichtpulse ausgelöste signifikante Anstieg in der c-fos mRNA im SCN zwar bei den gesunden Kontrollratten, nicht jedoch bei den transgenen Tieren zu beobachten war [235]. Schließlich bewirkte unter Freilaufbedingungen im Dauerdunkel ein Lichtimpuls bei gesunden Kontrollratten eine Phasenverschiebung in Blutdruck und Herzfrequenz,

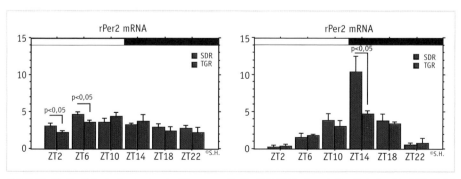

Abb. 7.24: Rhythmik in der Expression des Uhrengens rPer2 mRNA (Ordinate: relative Einheiten) im SCN (links) und in der Nebenniere (rechts) von normotensiven SDR und transgen-hypertensiven TGR. ZT = Zeitgeber Zeit, d. h. Stunden nach Licht an. Daten aus Lit. [234], [235], [236].

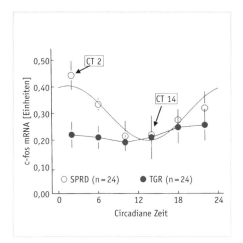

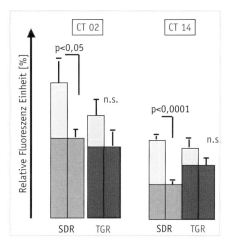

Abb. 7.25: Rhythmik in der mRNA des Transkriptionsfaktors c-fos im SCN von normotensiven SPDR Ratten (rot, offene Symbole), während bei transgenhypertensiven Ratten TGR (blau, geschlossene Symbole) diese Rhythmik im SCN unter Dauerdunkel nicht nachweisbar war,
CT2 = 2 h nach subjektivem Licht-an, CT14 = 2 h nach subjektivem Licht-aus. Aus Lit. [235].

Abb. 7.26: Induktion des Transkriptionsfaktors c-fos durch einen Lichtimpuls von 1 Stunde unter Dauerdunkelbedingungen, dargestellt c-fos mRNA im SCN bei normotensiven SDR und transgen-hypertensiven TRG. Die Basalaktivität an c-fos mRNA (grau, rot) wurde 2 Stunden nach subjektivem Beginn der Lichtperiode (CT 02) bzw. nach subjektiven Beginn der Dunkelperiode (CT 14) bestimmt, der Lichteffekt auf die c-fos mRNA ist als gelbe Säule dargestellt. Aus Lit. [235].

jedoch wiederum nicht bei den transgenen hypertensiven Ratten [235]. Unklar ist derzeit noch, auf welchem Weg und über welche Signaltransduktionsprozesse das zentrale Renin-Angiotensin-System (normalerweise und bei transgenen Ratten) die innere Uhr beeinflusst.

Die Ergebnisse machen deutlich, dass eine funktionierende innere Uhr für eine normale Blutdruckrhythmik verantwortlich und notwendig ist. Diese Befunde sind der erste Nachweis, dass Störungen der inneren Uhr sich auch in einer gestörten circadianen Blutdruckrhythmik äußern, Befunde, die bis zu dieser Publikation nicht bekannt waren.

7.7.3. Rhythmik im Blutdruck des Menschen

Beim Menschen ist die circadiane zentrale Regulation der Blutdruckrhythmik bisher kaum untersucht worden. Es steht aber außer Zweifel, dass ähnliche Mechanismen wie bei der Ratte auch beim Menschen eine Rolle spielen. Diese Erkenntnis beruht zum Teil auf den Befunden bei einem seltenen Krankheitsbild, der fatalen familiären Insomnie. Bei dieser Prionen-Erkrankung des Zentralnervensystems kommt es zu einer Zerstörung der inneren Uhr und damit zu einem Verlust circadianer Rhythmen. Die Erkrankung verläuft rasch progredient und endet tödlich. Bei den betroffenen Patienten wurde nachgewiesen, dass neben bekannten endogenen Rhythmen, Schlaf-Wach- und Temperaturrhythmus, auch die 24 h-Rhythmik des Blutdrucks und der Katecholamine (s. Abb. 7.13) massiv gestört sind und schließlich verschwinden [223]. Dieser Befund beweist zwar nicht, dass der menschliche Blutdruckrhythmus endogen, also direkt an die innere Uhr gekoppelt ist, zeigt aber zumindest, dass zentralnervöse Regulationsmechanismen eine entscheidende Rolle für die Rhythmik spielen.

In klinischen Untersuchungen an normotensiven und hypertensiven Patienten, die 24 Stunden im Bett liegen mussten, blieben ebenfalls die 24-Stundenprofile im Blutdruck mit nächtlichem Abfall erhalten. Schließlich gaben Untersuchungen an gesunden Probanden, die sich einem Constant-routine-Protokoll unterzogen (24 Stunden mit konstanter Körperlage, kein Schlaf, konstante Zufuhr von Nahrung und Flüssigkeit, etc.), Hinweise, dass der Rhythmus in der Herzfrequenz offensichtlich stärker endogen gesteuert wird als der im Blutdruck [237]. Allerdings muss man berücksichtigen, dass es sich dabei um eine absolut künstliche und nicht stressfreie Versuchssituation handelt. Dies wird auch durch weitere Constant–routine–Studien gestützt [238], [239].

Bei Hochleistungssportlern des deutschen Olympiateams der Turner konnten wir nachweisen, dass nach transkontinentalen Flügen von Europa nach USA bzw. Japan, d. h. westlicher und östlicher Zeitzonenüberquerung, bis 11 Tage nach Ankunft am Zielort noch diskrete Veränderungen im 24-Stunden-Profil, vor allem der Herzfrequenz, weniger im Blutdruck, nachzuweisen waren [240]. Darüber hinaus stieg der 24-Stunden-Mittelwert im Blutdruck beim Westflug an und nahm ab beim Ostflug, auch der durch die Trainingseinheit induzierte Herzfrequenzanstieg war verändert. In Übereinstimmung mit der Literatur waren die circadianen Rhythmen in Cortisol und Melatonin bei den Sportlern auch am Ende der Untersuchungszeit nach den Transkontinentalflügen massiv gestört [240], obwohl körperliche Aktivität – die Sportler hatten definierte Trainingseinheiten zu absolvieren – zu einer schnelleren Anpassung an die Zeitzonenverschiebung beitragen soll.

7.8. Chronopharmakologie der Hypertonie

Die Frage, ob und in welcher Weise Antihypertensiva das circadiane Blutdruckprofil beeinflussen, ist aus zwei Gründen wichtig: Erstens ist es durch die Analyse tageszeitabhängiger Wirkungen möglich, den Beitrag verschiedener neurohumoraler Systeme zur circadianen Blutdruckregulation abzuleiten, und zweitens könnte eine unterschiedliche Beeinflussung des Blutdruckprofils das Auftreten von Endorganschäden vermindern und damit prognostische Konsequenzen nach sich ziehen. Um derartige Aussagen treffen zu können, müssen Daten in chronopharmakologischen Studien erhoben werden, in denen die jeweiligen Pharmaka zu unterschiedlichen Tageszeiten verabreicht werden. Nur durch solche Untersuchungen lässt sich der Einfluss des Einnahmezeitpunktes sicher beurteilen. In den folgenden Abschnitten werden daher überwiegend derartige cross over-Studien, d. h. morgens versus abends, vorgestellt. Da bisher nicht für jede Antihypertensivagruppe adäquate chronopharmakologische Daten vorliegen, müssen teilweise auch andere, für diese Fragestellung weniger aussagefähige Studien herangezogen werden.

7.8.1. β-Adrenozeptor-Antagonisten

Es wurde bereits darauf hingewiesen, dass das sympathische Nervensystem für die circadiane kardiovaskuläre Regulation eine bedeutsame Rolle spielt. Überraschenderweise liegen aber gerade für β-Adrenozeptor-Antagonisten nur sehr begrenzte Daten vor. Die in chronopharmakologischer Hinsicht schlüssigsten Daten stammen aus einer relativ kleinen Untersuchung an gesunden Probanden, die zu vier unterschiedlichen Zeitpunkten den nicht subtypselektiven β-Adrenozeptor-Antagonisten Propranolol einnahmen [241]. Dabei zeigte sich akut eine stärkere Senkung von Blutdruck und Herzfrequenz während des Tages (s. Abb. 7.27), wie dies aufgrund der Rhythmik des Sympathikotonus auch zu erwarten wäre.

In dieser Untersuchung (s. Abb. 7.27) wurde gleichzeitig auch die Pharmakokinetik des aktiven Enantiomers, (-)-Propranolol, mit untersucht (Details s. Kap. 2). Dabei konnte ebenfalls eine Tageszeitabhängigkeit in der Kinetik von Propranolol – mit einer kürzeren Plasmahalbwertszeit am Morgen, bei gleichzeitig früherem Auftreten maximaler Plasmakonzentrationen [241]. In Analogie zum Menschen wurde bei nachtaktiven Ratten ebenfalls eine schnellere Elimination von β-Adrenozeptor-Antagonisten in der Aktivitäts- als in der Ruheperiode nachgewiesen [228] wie in Abbildung 7.17 dargestellt.

Allerdings war die maximal auftretende Senkung der Herzfrequenz bei Einnahme von Propranolol um 8 Uhr und um 2 Uhr nachts gleich, nur trat die Frequenzsenkung nach Einnahme um 2 Uhr wesentlich später auf, nämlich am frühen Morgen. Diese Befunde zeigen, dass zwar eine Chronopharmakokinetik von Propranolol vorhanden sein kann (s. Kap. 2), diese aber nicht in jedem Fall die tageszeitlich unterschiedlichen Effekte erklärt. In der Studie mit Propranolol konnten die unterschiedlichen Effektprofile

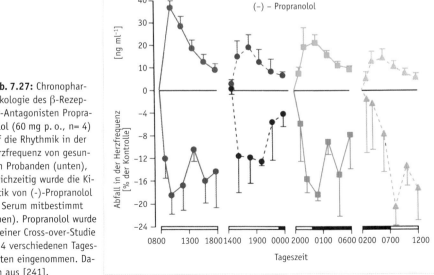

Abb. 7.27: Chronopharmakologie des β-Rezeptor-Antagonisten Propranolol (60 mg p. o., n= 4) auf die Rhythmik in der Herzfrequenz von gesunden Probanden (unten), gleichzeitig wurde die Kinetik von (-)-Propranolol im Serum mitbestimmt (oben). Propranolol wurde in einer Cross-over-Studie zu 4 verschiedenen Tageszeiten eingenommen. Daten aus [241].

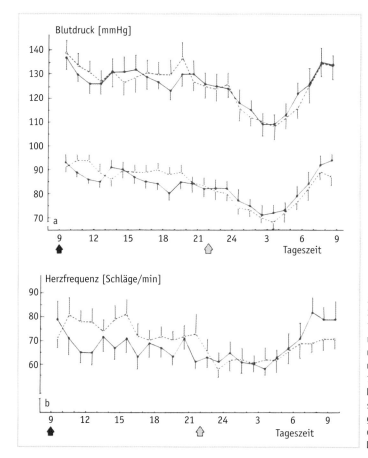

Abb. 7.28: Cross-over-Studie mit Atenolol bei 10 Hypertonikern, Atenolol wurde entweder um 9 Uhr morgens oder um 22 Uhr abends (50–100 mg/Tag) gegeben. Die abendliche Gabe schwächte den morgendlichen Herzfrequenzanstieg stärker ab. Daten aus Lit. [242].

eher auf die Tagesrhythmik im Sympathikotonus, tags stärker als nachts, (s. Abb. 7.4) zurückgeführt werden [241].

In einer kleinen Studie an 10 Hypertonikern konnte gezeigt werden, dass Atenolol nach abendlicher Gabe den frühmorgendlichen Herzfrequenzanstieg stärker abschwächte als nach morgendlicher Gabe (s. Abb. 7.28), während das 24-Stunden-Blutdruckprofil nicht unterschiedlich beeinflusst wurde [242], leider liegen keine Kontrollmessungen ohne Pharmakongabe vor Rezeptorenblockade vor.

Bei Pindolol, einer Substanz mit β-Rezeptoren-blockierender und intrinsisch-sympathomimetischer Aktivität, konnten beide Wirkungsqualitäten innerhalb von 24 Stunden nachgewiesen werden, eine Verminderung der Frequenz am Tage durch β-Blockade und eine Erhöhung in der Nacht durch die intrinsische Aktivität [243], wie in Abbildung 7.29 dargestellt. Dieser Befund zeigt sehr schön, dass die circadian unterschiedliche Ausgangslage eines Systems dazu beitragen kann, verschiedene Wirkungsqualitäten eines Pharmakons sichtbar zu machen.

Auf die Chronotoxizität von Propranolol bei Ratten wird in Kapitel 10 eingegangen werden.

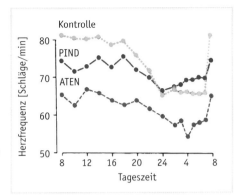

Abb. 7.29: Effekt eines reinen β-Rezeptorenblockers (Atenolol) und eines mit intrinsischer Aktivität (Pindolol) auf die Herzfrequenz von Patienten mit koronarar Herzkrankheit. Aus Lit. [243].

7.8.2. α-Adrenozeptor-Antagonisten

Auch die Wirkung von α_1-Adrenozeptor-Antagonisten auf das circadiane Blutdruckprofil wurde bisher erstaunlich wenig untersucht.

Eine größere Studie wurde mit Doxazosin bei primären Hypertonikern durchgeführt. Die Patienten erhielten Doxazosin über mehrere Wochen einmalig abends, leider erfolgte keine Cross-over-Kontrolle mit morgendlicher Gabe. Interessanterweise zeigte sich in dieser Studie die stärkste Blutdrucksenkung durch Doxazosin nicht etwa einige Stunden nach Einnahme, also in der Nacht, wie es dem pharmakokinetischen Profil entsprochen hätte, sondern am frühen Morgen [244]. Die wahrscheinlichste Erklärung für diese Beobachtung ergibt sich daraus, dass morgens der periphere Gefäßwiderstand stark erhöht ist [197], was zumindest teilweise auf einem erhöhten α-adrenergen Tonus beruht (s. Abb. 7.3). Die Studie mit Doxazosin legt also nahe, dass α_1-Adrenozeptor-Antagonisten nicht dann am stärksten wirken, wenn ihre Plasmakonzentration hoch ist, sondern zum Zeitpunkt des höchsten endogenen α-adrenergen Gefäßtonus.

In einer jüngsten Untersuchung wurde die Wirkung einer Retard-Formulierung von Doxazosin, Doxazosin-GITS, auf das Blutdruckprofil primärer Hypertoniker untersucht. Hier wurde eine milde, aber signifikante Senkung des Blutdrucks über 24 Stunden beobachtet (s. Abb. 7.30), das 24-Stunden-Blutdruckprofil wurde nicht verändert [245].

7.8.3. Calcium-Kanal-Blocker

Bei Calcium-Kanal-Blockern unterscheidet man den Dihydropyridin-Typ vom Verapamil- und Diltiazem-Typ. Die beiden letztgenannten Klassen kann man zusammenfassen, da beide sowohl kardiale als auch vaskuläre L-Typ-Ca^{2+}-Kanäle blockieren, während Dihydropyridine im therapeutischen Dosisbereich praktisch ausschließlich an vaskulären Kanälen angreifen. Mit Dihydropyridinen wurden in den letzten Jahren zahlreiche chronopharmakologische Studien durchgeführt, wobei in Tabelle 7.1 nur die Cross-over-Studien (morgens versus abends) aufgenommen wurden. Sie zeigen übereinstimmend, dass retardierte Dihydropyridine oder primär langwirkende Substanzen wie

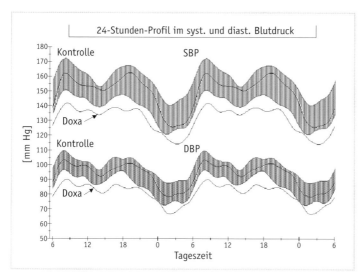

Abb. 7.30: 24-Stunden Blutdruckprofil von 17 Hypertonikern mittels ABPM vor (offene Symbole) und nach 6-wöchiger Behandlung (geschlossenen Symbole) mit Doxazosin Gits (4 mg, einmal morgens). Mittelwerte ± SEM. Daten aus Lit. [245].

Amlodipin den Blutdruck bei essentieller Hypertonie tags und nachts gleichermaßen senken können. Dies kann darauf zurückgeführt werden, dass sie nicht mit endogenen vasoaktiven Systemen interagieren sondern direkt an der Gefäßmuskelzelle angreifen. Bei essentieller Hypertonie senkte Amlodipin den Blutdruck sowohl nach morgendlicher als auch nach abendlicher Gabe in etwa dem gleichem Maße [248], [255]. Bei Non-Dippern ohne nächtlichen Blutdruckabfall senkte Amlodipin den Blutdruck sowohl nach morgendlicher als auch abendlicher Gabe [255] wie in Abbildung 7.31 gezeigt. Isradipin, hingegen, normalisierte das pathologische Blutdruckprofil bei renalen Hypertonikern nur nach abendlicher Gabe [254], wie aus Tabelle 7.2 und Abbildung 7.32 zu entnehmen ist.

Diese differenten Befunde nach morgendlicher oder abendlicher Einmalgabe verschiedener Calcium-Kanal-Blocker bei Hypertonikern mit fehlendem nächtlichen Blutdruckabfall mögen sowohl auf die unterschiedliche Kinetik/Galenik als auch auf die Patientenkollektive zurückzuführen sein. Bedeutsam ist, dass sowohl Isradipin als auch Amlodipin bei abendlicher Gabe das pathologisch veränderte Blutdruckprofil wieder normalisieren konnten. Dies ist deshalb von großer klinischer Bedeutung, da bei Non-Dippern vermehrt Endorganschäden am Gehirn, am Herzen, an den Nieren und den Gefäßen auftreten, die wohl mit dem fehlenden Blutdruckabfall in der Nacht – und damit hoher nächtlicher kardialer Belastung – zusammenhängen.

7.8.4. ACE-Hemmer

Die Wirkung von ACE-Hemmern zu unterschiedlichen Tageszeiten als Einmalgabe verabreicht wurde inzwischen in mehreren Studien untersucht (s. Tab. 7.3). Die meisten dieser Arbeiten zeigen, dass insgesamt die absolute antihypertensive Wirkung nach morgendlicher oder abendlicher Gabe eines ACE-Hemmers identisch ist. Da aber der

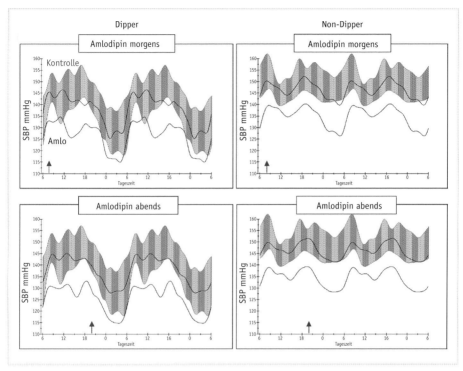

Abb. 7.31: Wirkung von Amlodipin (5 mg entweder um 8 Uhr oder um 20 Uhr) bei 12 primären Hypertonikern **mit nächtlichem Blutdruckabfall (Dipper)**, die Amlodipin über 3 Wochen erhielten. Cross-over Studie mit Amlodipin (5 mg entweder um 8 Uhr oder 20 Uhr) bei 36 Hypertonikern **ohne nächtlichen Blutdruckabfall (Non-Dipper)** über 3 Wochen. Dargestellt sind die 95 % Vertrauensgrenzen im systolischen Blutdruck unter Kontrollbedingungen (rot) und nach Gabe von Amlodipin. Aus Lit. [248], [255], [246].

Blutdruck bei primärer Hypertonie tagsüber höhere Werte aufweist als nachts, kommt es zu einer tageszeitlich unterschiedlichen Beeinflussung des Blutdruckprofils (s. Tab. 7.3).

In Abbildung 7.33 ist das repräsentativ dargestellt. Die meisten Cross-over-Studien (s. Tab. 7.3) zeigen, dass bei Dippern die abendliche Gabe eines ACE-Hemmers das physiologische Blutdruckprofil verändert und zu einer stärkeren nächtlichen Druckabsenkung führt, wobei durchaus auch hypotensive Werte auftreten können. Es ist also möglich, mit abendlicher Gabe von ACE-Hemmern ein „Extreme Dipping" zu provozieren, das negative therapeutische Konsequenzen haben könnte. Ob das sogenannte „Extreme Dipping" therapeutische Konsequenzen hat, ist derzeit aber noch umstritten. Es gibt aber eindeutige Hinweise darauf, dass Patienten nach ischämischem Insult mit überdurchschnittlichem Blutdruckabfall in der Nacht ein erhöhtes Risiko des Auftretens rezidivierender lakunärer Infarkte aufweisen [264], [265].

Tab. 7.2: Beeinflussung des circadianen Blutdruckprofils durch Calcium-Kanal-Blockern nach morgendlicher oder abendlicher Einnahme. Modifiziert nach Lit. [58], [256], [257], [258].

Substanz	n =	Dosis (mg)	Dauer (Wo.)	Einnahme- Zeitpunkt	Blutdrucksenkung Tag	Nacht	24h-Profil
Primäre Hypertonie (DIPPER)							
Amlodipin [247]	20	5	4	Morgens	⇩	⇩	Erhalten
				Abends	⇩	⇩	Erhalten
Amlodipin [248]	12*	5	3	08.00 h	⇩	⬇	Erhalten
				20.00 h	⇩	⬇	Erhalten
Isradipin [249]	18	5	4	07.00 h	⇩	⇩	Erhalten
				19.00 h	⇩	⇩	Erhalten
Nifedipin GITS [250]	10	30	1–2	10.00 h	⇩	⇩	Erhalten
				22.00 h	⇩	⇩	Erhalten
Nitrendipin [251]	41	20	4	07.00 h	⬇	⬇	Erhalten
				19.00 h	⬇	⬇	Erhalten
Nitrendipin [252]	6	10	0,5	06.00 h	⇩	⇩	Erhalten
				18.00 h	⬇	⇩	Verändert
Lacidipin [253]	33	4	6	Morgens	⇩	↓	Erhalten
				Nachts	↓	↓ – ⬇	Erhalten?
Sekundäre Hypertonie (NON-DIPPER)							
Isradipin [254]	16	5	4	08.00 h	⇩	⬇	Noch gestört
				20.00 h	⬇	⇩	Normalisiert
Amlodipin [255]	12	5	3	08.00 h	⇩	⇩	Normalisiert
				20.00 h	⇩	⇩	Normalisiert

⇩ Stärkste Senkung, ⬇ Deutliche Senkung, ↓ Geringe Senkung. Die Spalte 24 h-Profil gibt an, ob unter Behandlung das physiologische Profil erhalten oder verändert war bzw. ob bei sekundärer Hypertonie eine Normalisierung erreicht wurde.

Tab. 7.3: Beeinflussung des circadianen Blutdruckprofils durch ACE-Hemmer nach morgendlicher oder abendlicher Einnahme. Modifiziert nach Lit. [256], [257], [279], [258].

Substanz	n =	Dosis (mg)	Dauer (Wo.)	Einnahme- Zeitpunkt	Blutdrucksenkung Tag	Nacht	24h-Profil
Benazepril [259]	10	10	Akut	09.00 h	⇩	⬇	Erhalten
				21.00 h	↓	⬇	Verändert
Enalapril [260]	10	10	Akut	07.00 h	⬇	↓	Erhalten
				19.00 h	⬇	⇩	Verändert
Enalapril [260]	10	10	3	07.00 h	⬇	↓	Erhalten
				19.00 h	↓	⬇	Verändert
Quinapril [261]	18	20	4	08.00 h	⬇	↓	Erhalten
				22.00 h	⬇	⬇	Erhalten
Ramipril [262]	33	2,5	4	08.00 h	↓	(↓)	Erhalten
				20.00 h	(↓)	↓	Erhalten
Perindopril [263]	18	2	4	09.00 h	⬇	↓	Erhalten
				21.00 h	↓	⬇	Verändert

⇩ Stärkste Senkung, ⬇ Deutliche Senkung, ↓ Geringe Senkung. Die Spalte 24 h-Profil gibt an, ob unter Behandlung das physiologische Profil erhalten oder verändert war.

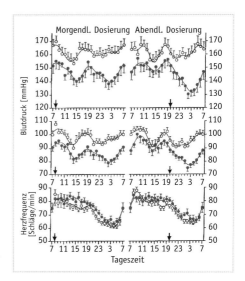

Abb. 7.32: Wirkung von Isradipin (5 mg entweder um 8 Uhr oder 20 Uhr) auf das Blutdruckprofil (ABPM) von renalen sekundären Hypertonikern. Nur die abendliche Gabe normalisierte das Blutdruckprofil. Daten aus Lit. [254].

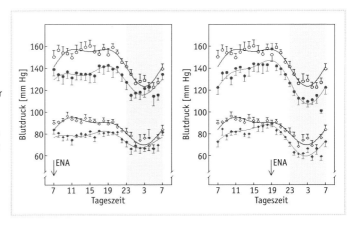

Abb. 7.33: Wirkung von Enalapril (10 mg entweder um 7 Uhr oder um 19 Uhr) auf das Blutdruckprofil (ABPM) von 10 primären Hypertonikern **mit nächtlichem Blutdruckabfall** (Dipper), die Enalapril über 3 Wochen erhielten. Daten aus Lit. [260].

7.8.5. Diuretika

Nur wenige Untersuchungen sind bisher über die Wirkung von Diuretika auf das 24 h-Profil im Blutdruck publiziert worden, Cross-over-Studien – wie für Calcium-Kanal-Blocker und ACE-Hemmer – liegen nicht vor. Chronische Gabe von Xipamid und Indapamid veränderten das 24 h-Blutdruckprofil nicht, hatten also tags und nachts eine antihypertensive Wirkung. Interessant sind aber die Ergebnisse einer Studie (s. Abb. 7.34), in der durch Diuretika-Gabe bei hypertensiven Non-Dippern ein normaler nächtlicher Blutdruckabfall erzeugt werden konnte [266].

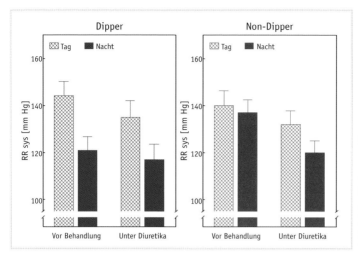

Abb. 7.34: Tag- und Nachtmittelwerte des systolischen Blutdrucks bei hypertensiven Dippern (links) und Non-Dippern (rechts) vor und während einer Behandlung mit Diuretika. Mittelwerte ± SEM. Daten aus Lit. [266].

7.9. Chronopharmakologie der koronaren Herzkrankheit

Bei Patienten mit einer stabilen Angina pectoris oder mit einer Prinzmetal Angina pectoris sind unter Ruhe bzw. unter körperlicher Belastung tageszeitabhängige Unterschiede im EKG und in der Anfallshäufigkeit nachzuweisen. Entsprechend sind die antianginösen Wirkungen von Nitroglycerin und Propranolol tageszeitabhängig. Die Befunde weisen auf circadiane Unterschiede in der Reagibilität der Koronargefäße hin.

In Abbildung 7.7 war gezeigt worden, dass auch Messdaten, die mit Hilfe des EKGs aufgezeichnet werden, mit der Tageszeit variieren. Es überrascht daher nicht, dass dies auch Auswirkungen eines Arzneimittels auf das EKG haben kann, wie bei Patienten mit einer koronarspastischen Angina pectoris (Prinzmetal Angina pectoris) nachgewiesen wurde [267]. Abbildung 7.35 zeigt Ausschnitte eines EKGs eines solchen Patienten, das einmal um 6 Uhr morgens und eine weiteres Mal um 15 Uhr aufgezeichnet wurde.

Zu beiden Tageszeiten wurde der Patient einer körperlichen Belastung auf dem Laufband unterworfen. Die körperliche Belastung am frühen Morgen löste einen Angina-pectoris-Anfall mit einer im EKG verifizierbaren Erhöhung der ST-Strecke aus, während eine verstärkte körperliche Belastung um 15 Uhr weder zu einem Angina-pectoris-Anfall noch zu einer ST-Strecken-Erhöhung führte (s. Abb. 7.35). Das Belastungs-EKG ist ein anerkanntes Verfahren, um den Effekt antianginös wirksamer Arzneimittel bei solchen Patienten zu überprüfen. Yasue und Mitarbeiter [267] konnten

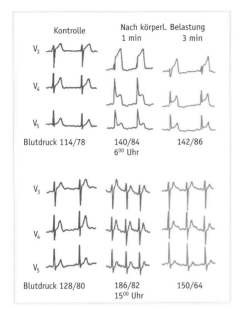

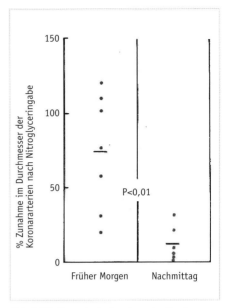

Abb. 7.35: Belastung eines Patienten mit Prinzmetal Angina pectoris auf dem Laufband zu verschiedenen Tageszeiten. Die körperliche Belastung am frühen Morgen löste einen Angina pectoris Anfall mit ST-Strecken Erhöhung im EKG aus, die bei Belastung um 15 Uhr nicht zu beobachten war, obwohl die Belastung doppelt so lang und die Geschwindigkeit des Laufbandes 1,2-fach höher war als am Morgen. Aus Lit. [267].

Abb. 7.36: Prozentuale Zunahme des Durchmessers der großen Koronararterien nach Gabe von Nitroglycerin am frühen Morgen oder am Nachmittag bei Patienten mit Prinzmetal Angina pectoris (5–6 Patienten). Beachte die ausgeprägte Zunahme der Dilatation durch Nitroglycerin am frühen Morgen im Vergleich zu der geringen Änderung am Abend. Aus Lit. [267].

nun bei Patienten mit koronarspastischer Angina pectoris nachweisen, dass die Gabe von Nitroglycerin am frühen Morgen zu einer starken Erweiterung der großen Koronararterien führte, während die gleiche Dosis von Nitroglycerin am Nachmittag gegeben nur einen geringen Effekt hatte (s. Abb. 7.36).

Dass, wie Yasue und Mitarbeiter [267] zeigten, die Reagibilität des kardio-vaskulären Systems circadianen Variationen unterliegt (s. Abb. 7.35), wurde auch durch Untersuchungsbefunde bei Patienten mit einer stabilen Angina pectoris bestätigt. Joy und Mitarbeiter [268] untersuchten bei 30 männlichen kaukasischen Patienten Veränderungen in der Herzfrequenz und der ST-Strecke im EKG unter körperlicher Belastung bis zum Auftreten eines Angina-pectoris-Anfalles bzw. bis zur Erschöpfung zu drei verschiedenen Tageszeiten, d. h. um 8:00 Uhr, 12:00 und 16:00 Uhr. Die Ergebnisse zeigen, dass der maximale Anstieg in der Herzfrequenz bzw. die maximale ST-Strecken-Senkung unter dieser körperlichen Belastung um 16:00 Uhr signifikant größer waren als um 8:00 Uhr (s. Abb. 7.37, links).

Das gleiche Phänomen war auch bei Patienten, die 4× pro Tag 40 mg Propranolol für mindestens vier Wochen erhalten hatten (s. Abb. 7.37, rechts), zu beobachten [268]. Somit ertragen Angina-pectoris-Patienten eine körperliche Belastung um 16.00 Uhr

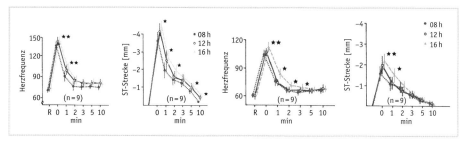

Abb. 7.37: Symptom-begrenzte Belastungstachykardie und ST-Streckensenkung bei Angina-pectoris-Patienten unter körperlicher Belastung zu drei verschiedenen Tageszeiten unter Kontrollbedingungen (links) und unter Gabe von Propranolol (4 × 40 mg/Tag). Mittelwerte ± SEM, Signifikanz 16 zu 8 Uhr: *p<0,05, **p<0,025. Aus Lit. [268].

besser als am Morgen bzw. können sie sich um 16.00 Uhr einer größeren körperlichen Belastung aussetzen, ehe Angina-pectoris-Anfälle auftreten. Diese Befunde werden durch epidemiologische Studien gestützt, die zeigen, dass auch die Häufigkeitsverteilung an Herzinfarktanfällen einem Tagesrhythmus unterliegt (s. Abb. 7.2 u. 7.5). Diese Befunde zeigen nicht nur, dass die Reagibilität des Gefäßsystems einer tageszeitlichen Abhängigkeit unterliegt, sie weisen auch darauf hin, dass beispielsweise bei der Prüfung der Wirksamkeit antianginös wirksamer Arzneimittel solche rhythmische Veränderungen bei Menschen in Betrachtung gezogen werden müssen, um mögliche Fehlinterpretationen zu vermeiden.

Durch diese zeitabhängige Wirkung der β-Adrenozeptor-Antagonisten führt die Behandlung zur Aufhebung der circadianen Rhythmik ischämischer Episoden, die am Tag unterdrückt, nachts aber nicht beeinflusst werden (s. Tab. 7.4). Auch die morgendliche Häufung von Myokardinfarkten kann durch Therapie mit β-Adrenozeptor-Antagonisten verhindert werden (s. Tab. 7.4). Diese Effekte beruhen wahrscheinlich auf einer Abschwächung des morgendlichen Herzfrequenzanstiegs, der als wesentlicher auslösender Faktor anzusehen ist.

7.9.1. Calcium-Kanal-Blocker

Calcium-Kanal-Blocker vom Dihydropyridin-Typ senken den Sauerstoffverbrauch des Myokards durch Verminderung der kardialen Nachlast, also durch periphere Vasodilatation. Da diese nur in geringem Ausmaß von der Tageszeit abhängt, überrascht es nicht, dass diese Substanzen das circadiane Profil ischämischer Episoden nicht wesentlich beeinflussen. Im Gegensatz zu den Dihydropyridinen sind Verapamil und Diltiazem besonders am Tag antiischämisch wirksam (s. Tab. 7.5).

In einer chronopharmakologischen Cross-over-Studie wurde geprüft, ob der Einnahmezeitpunkt die antiischämische Wirkung von Diltiazem beeinflusst. Dabei bestätigte sich, dass Diltiazem vorwiegend Myokardischämien während des Tages vermindert, unabhängig davon ob die Einnahme einmal täglich morgens oder abends erfolgte [283]

Tab. 7.4: Wirkung von β-Adrenozeptor-Antagonisten auf die Inzidenz myokardialer Ischämien und Myokardinfarkten. Modifiziert nach Lit. [278], [279], [280].

Substanz	n =	Dosis (mg)	Dauer (Tage)	Beeinflussung der Inzidenz Morgen	Tag	Nacht
Myokardischämie bei KHK						
Atenolol [269]	23	50/100	28	↓	↓	↓
Atenolol [270]	24	50/100	14–28	⇩	⇩	
Atenolol [271]	41	100	5	⇩	↓	↓
Metoprolol [272]	9	2 × 100/200	7	⇩	⇩	↓
Metoprolol [273]	31	2 × 50/100	14	↓	↓	(↓)
Propranolol [268]	9	4 × 40	28		↓	
Propranolol LA [274]	50	292	14	⇩[a]	⇩[a]	
Propranolol LA [274]	50	292	14		↓[b]	
Auftreten von Myokardinfarkten						
Verschiedene [275]	135	?	?	↓[c]	–	–
β-Adrenozeptor- [276]	206	?	?	↓[c]	–	–
Antagonisten [277]	185	?	?	↓[c]		

⇩ Stärkste Senkung, ↓ Deutliche Senkung, ↓ Geringe Senkung. – Kein Effekt, Leere Felder: nicht gemessen oder unklar, [a] Ischämie bei Herzfrequenzanstieg, [b] Ischämie ohne Herzfrequenzanstieg, [c] Rhythmik der Inzidenz abgeschwächt oder beseitigt.

Tab. 7.5: Wirkung von Calcium-Kanal-Blockern auf die Inzidenz von myokardialen Ischämien und Myokardinfarkten. Modifiziert nach Lit. [278], [279], [280].

Substanz	n =	Dosis (mg)	Dauer (Tage)	Beeinflussung der Inzidenz Morgen	Tag	Nacht
Myokardischämie bei KHK						
Diltiazem SR [281]	60	2 × 180	14	↓	↓	↓
Diltiazem SR [274]	50	350	14		↓[a]	
Diltiazem SR [274]	50	350	14		↓[b]	
Nifedipin [274]	50	79	14		↓[a]	
Nifedipin [274]	50	79	14		⇩[b]	
Nifedipin GITS [281]	92	30–180 Mo	28	↓	↓	↓
Nifedipin GITS [281]	92	30–180 Ab	28	↓	↓	↓
Nifedipin [271]	33	3 × 10–20	5	–	(↓)	–
Nifedipin [282]	10	4 × 0–30	7	⇩	↓	↓
Amlodipin [277]	250	10	84	↓	↓	
Auftreten von Myokardinfarkten						
Verschiedene [276]	147	?	?	–	–	–
Ca²⁺-Kanalblocker [277]	132	?	?	↓[c]		

⇩ Stärkste Senkung, ↓ Deutliche Senkung, ↓ Geringe Senkung. – Kein Effekt, Leere Felder: nicht gemessen oder unklar, [a] Ischämie bei Herzfrequenzanstieg, [b] Ischämie ohne Herzfrequenzanstieg, [c] Rhythmik der Inzidenz abgeschwächt oder beseitigt, Mo/Ab morgendliche bzw. abendliche Einnahme.

7.9.2. NO-Donatoren

Auch zu diesen Substanzen liegen nur eingeschränkte Informationen vor, in wieweit die Tageszeit Einfluss auf Wirkung und Pharmakokinetik von Nitraten hat. Für das schnell-freisetzende Isosorbid-5-Mononitrat konnte bei gesunden Probanden eine ausgeprägte Chronokinetik mit signifikant höherem C_{max} und kürzerem t_{max} nach morgendlicher Gabe nachgewiesen werden, die nach Gabe der Retardformulierung nicht mehr nachweisbar war, siehe auch Kapitel 3 [70], [71]. Interessanterweise traten bei beiden galenischen Zubereitungen morgens zeitgleich maximale Plasmakonzentrationen mit der maximalen Blutdrucksenkung auf, während nach abendlicher Gabe der maximale Effekt signifikant früher auftrat als die maximale Plasmakonzentration. Leider liegen kinetische oder dynamische Daten weder bei koronaren Herzpatienten noch bei Hypertonikern vor.

Bei KHK-Patienten konnten Wortmann & Bachmann [284] nachweisen, dass unter Placebo wie unter organischen Nitraten die belastungsinduzierte ST-Streckensenkung tageszeitabhängig ist (s. Abb. 7.38). Sowohl ISDN als auch IS-5-MN verminderten das Ausmaß der ST-Strecken-Senkung, folgten aber der unter Placebo nachweisbaren Rhythmik. Die verstärkte ST-Streckensenkung am Abend wurde also durch die Nitrate nicht aufgehoben.

Der endogene Vasodilatator NO scheint auch zur Jahresrhythmik der kardiovaskulären Morbidität beizutragen, da in den Wintermonaten niedrigere NO-Konzentrationen im Plasma festgestellt wurden als in den Sommermonaten, einhergehend mit höheren Blutdruckwerten im Winter [285]. Ein umgekehrtes Verhalten zeigte der Plasmakonzentrationsverlauf des endogenen Vasokonstriktors Endothelin-1 (s. Tab. 7.6).

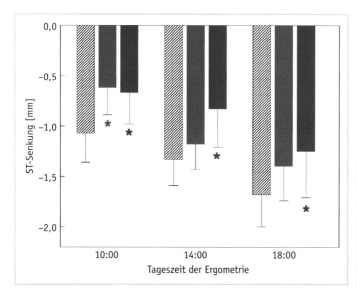

Abb. 7.38: Tageszeitabhängigkeit in der belastungsinduzierten ST-Streckensenkung unter Placebo bzw. ISDN oder IS-5-MN bei Patienten mit stabiler Angina pectoris. Die Untersuchungen erfolgten um 10, 14 und 18 Uhr. Daten aus Lit. [284].

Tab. 7.6: Jahresrhythmik in den Plasmakonzentrationen von Endothelin-1 und NO. Es zeigte sich eine signifikante negative Korrelation zwischen ET-1 und NO. Aus Lit. [285].

Monat	Endothelin-1	n	Plasma NO (µM)	n
Jan/Feb	3,97	50	5,67	48
März/April	3,12	29	6,85	26
Mai/Juni	2,34	36	7,08	35
Juli/Aug	2,54	41	8,65	41
Sep/Okt	3,31	7	9,89	7
Nov/Dez	3,63	13	7,42	13

Inwieweit dies mit einem höheren Blutdruck in den Wintermonaten – unabhängig von der Behandlung mit einem Diuretikum oder β-Rezeptorenblocker – einhergeht, ist eine interessante Frage , da Jahresrhythmen nachgewiesen wurden, wie in Abbildung 7.39 dargestellt [286].

Wir selbst konnten jüngst auch erstmals eine signifikante 24-Stunden-Rhythmik in der renalen NO-Ausscheidung bei jungen Männern und Frauen nachweisen mit niedrigeren Werten in der Nacht bei beiden Geschlechtern [287]. Interessant war vor allem, dass bei Frauen die NO-Ausscheidung wesentlich größer war als bei den Männern [287], was auf eine geschlechtsspezifische Bedeutung der vasodilatatorischen Wirkung von NO hinweist.

7.9.3. Beeinflussung des Gerinnungssystems

Bisher sind nur wenige chronopharmakologische Untersuchungen mit Pharmaka durchgeführt worden, die das Gerinnungssystem beeinflussen. Allerdings zeigt eine Studie mit chronischer Gabe niedrig dosierter Acetylsalicylsäure (325 mg jeden zweiten Tag, Dosierung wahrscheinlich morgens), dass der frühmorgendliche Gipfel im Auftre-

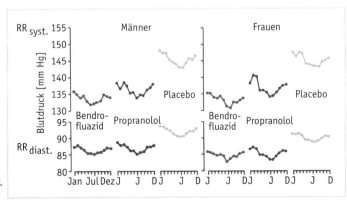

Abb. 7.39: Jahresrhythmik im Blutdruck unter Placebo, sowie unter einem Diuretikum oder einem β-Rezeptorenblocker. Daten aus Lit. [286].

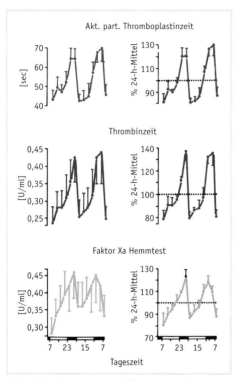

Akt. part. Thromboplastinzeit

Thrombinzeit

Faktor Xa Hemmtest

Tageszeit

Abb. 7.40: Rhythmik in der Wirkung von unfraktioniertem Heparin als 48-stündige Infusion bei Patienten mit Thromboembolien. Daten aus Lit. [288].

ten von Herzinfarkten durch diese Therapie verschwunden war, dargestellt in Abbildung 7.5 [200]. Dies ist ein indirekter Hinweis auf die Bedeutung der morgendlich gesteigerten Plättchenaggregation.

Bereits vor 18 Jahren wurde eine Studie publiziert, in der Patienten mit Thromboembolien Heparin konstant über einen Zeitraum von 48 Stunden infundiert bekamen [288]. Als Parameter der Antikoagulantienwirkung wurden die Thromboplastinzeit, die Thrombinzeit und der Faktor Xa-Hemmtest bestimmt. Überraschend waren trotz konstanter Infusionsrate die Effekte von Heparin nicht über 48 Stunden konstant, sondern variierten jeden Tag wiederholt um ca. 60 % um den 24-Stunden-Mittelwert. Der ausgeprägteste Antikoagulantieneffekt von Heparin wurde jeweils zu Beginn der Nacht beobachtet, wie Abbildung 7.40 zeigt [288].

Auch die gerinnungshemmende Wirkung von fraktioniertem Heparin zeigte eine deutliche Tageszeitabhängigkeit und war nach einmal morgendlicher Gabe geringer als nach einmal abendlicher subkutaner Injektion [289].

Angesichts dieser stabilen Rhythmik des endogenen antifibrinolytischen Systems liegt es nahe zu prüfen, ob auch die Erfolgsrate exogen zugeführter Fibrinolytika von der Tageszeit abhängt. Tatsächlich zeigten mehrere Studien übereinstimmend, dass am Morgen die niedrigste Erfolgsrate zu erwarten ist, also in der Zeit, in der Myokardinfarkte am häufigsten auftreten. Dieses zeitliche Muster wurde mit Streptokinase [290], so beobachtet wie mit t-PA [291] und war auch bei direkter intrakoronarer Applikation nachweisbar [291], [292].

Tab. 7.7: Tagesrhythmik im Augenkammerwassser beim Menschen. Aus Lit. [293].

Tageszeit [h]	Bildungsrate [µl/min]	Volumen [ml]	Gesamtmenge [% des Tages]
06–12	3,0	1087	33
02–22	2,7	1602	50
02–06	1,2	585	17
24 h gesamt	2,3	3274	100

7.10. Zur Chronopharmakologie des Glaukoms

Die Bildung des Augenkammerwassers unterliegt ebenfalls einer ausgeprägten Tagesrhythmik. In Tabelle 7.7 ist eine Zunahme des Kammerwasservolumens und der Kammerwasserbildungsrate am Tag dargestellt [293]. Entsprechend steigern Sympathomimetika die Kammerwasserproduktion nachts stärker als am Tag, während β-Rezeptorenblocker zu einer stärkeren Senkung des Augenkammerwasserflusses am Tag als in der Nacht führen, siehe auch Tabelle 7.8 [293]. Damit gleichen die Wirkungen von β-Rezeptorenblockern auf das 24-Stunden-Profil im Blutdruck denen auf die 24-Rhythmik in der Kammerwasserproduktion, β-Rezeptorenblocker sind stärker wirksam, wenn der Blutdruck bzw. die Augenkammerwasserproduktion erhöht sind.

Tab. 7.8: Chronopharmakologie von Sympathomimetika und β-Rezeptorenblockern auf den Kammerwasserfluss. Nach Lit. [293].

Behandlung	Tag Änderung	Nacht Änderung
Sympathomimetika		
■ Adrenalin	+ 15 %	+ 47 %
■ Isoprenalin	+ 22 %	+ 34 %
■ Terbutalin	+ 2 %	+ 15 %
β-Rezeptorenblocker		
■ Placebo (n = 19)	2,26 µl/min	1,61 µl/min
■ Timolol (µl)	1,58 µl/min	1,66 µl/min
Differenz	- 30 %	∅
■ Kontrolle (n = 18)	2,61 µl/min	1,08 µl/min
■ Timolol (µl)	1,60 µl/min	1,13 µl/min
Differenz	– 39 %	∅

8.
Chronopharmakologie
des Magen-Darm-Traktes

Der Magen-Darm-Trakt ist in allen seinen Funktionen ausgeprägt tagesrhythmisch organisiert. Dies betrifft die Motilität, die Magenentleerungsgeschwindigkeit, den pH-Wert des Magens, die Magen-Darm-Durchblutung, so dass auch Pharmaka in ihrer Kinetik und ihren Wirkungen davon beeinflusst werden.
Magen-Darm-Ulcera:

H_2-Blocker	wirksamer bei abendliche Gabe
Protonenpumpenhemmer	wirksamer bei morgendliche Gabe

8.1. Chronobiologie des Magen-Darm-Traktes

Bereits vor 70 Jahren wurden von Henning und Norporth [294] tageszeitliche Unterschiede in der Magensekretion beschrieben (s. Abb. 8.1), der Nachweis einer circadianen Rhythmik gelang dann Moore und Englert [295] 38 Jahre später (s. Abb. 8.3).

(Aus der Medizinischen Universitätsklinik Leipzig. – Direktor: Prof. Dr. Morawitz.)

Die Magensekretion während des Schlafes.

Von
Norbert Henning und **Leo Norpoth.**

Mit 2 Textabbildungen.

(Eingegangen am 30. Dezember 1931.)

Abb. 8.1: Titelseite der Publikation über die Magensekretion in der Nacht. Aus Lit. [294].

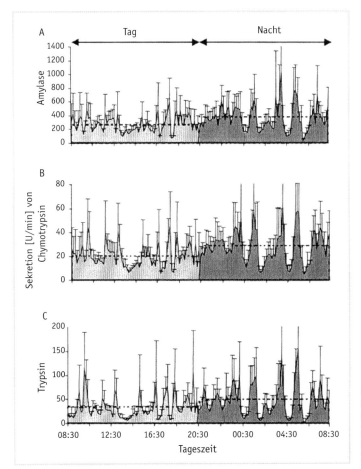

Abb. 8.2: Tagesrhythmische Sekretion von pankreatischen Enzymen bei 7 Probanden (ohne Nahrung), Mittelwerte ± SEM. Aus Lit. [296].

Auch gastro-intestinale Enzyme arbeiten „rhythmisch", wie im Kapitel 3 dargelegt. Die Magenentleerungszeit ist bei Ratte [50] und Mensch ebenfalls tagesrhythmisch organisiert, mit bedeutsamen Auswirkungen auf die Pharmakokinetik von Arzneimitteln (s. Kap. 3). Jüngste Untersuchungen zeigen dies auch für die Sekretion von pankreatischen Enzymen, dargestellt in Abbildung 8.2 [296].

8.2. Chronopharmakologie der H₂-Blocker

H₂-Blocker (H₂-Antihistaminika), die über eine kompetitive Blockade der H₂-Rezeptoren an den Belegzellen der Magenschleimhaut die basale und Histamin-stimulierte Säuresekretion hemmen, sind Mittel der (heute: zweiten) Wahl bei der Behandlung des Ulkus-Leidens, es gibt auch Hinweise auf eine Toleranzentwicklung [297]. Ausgehend

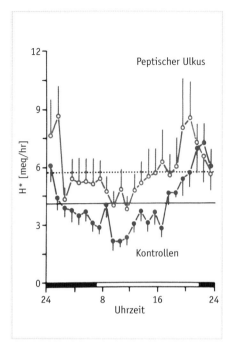

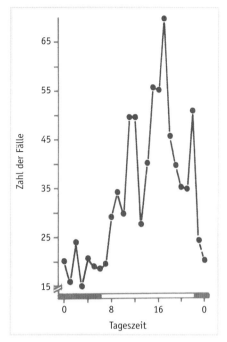

Abb. 8.3: Circadianer Rhythmus in der Magensäuresekretion bei Gesunden (blau) und Patienten mit Ulkus (rot). Aus Lit. [295], [298].

Abb. 8.4: Tagesrhythmik in der Häufigkeit von Magendurchbrüchen. Aus Lit. [299].

von der circadianen Rhythmik in der Magensäuersekretion haben nun umfangreiche klinische Untersuchungen für eine Vielzahl von H$_2$-Blockern (z. B. Cimetidin, Ranitidin, Famotidin, Roxatidin, u. a.) nachweisen können, dass in der Regel eine einzelne abendliche Dosis ausreichend therapeutisch wirksam sein kann, unabhängig von der Halbwertszeit der H$_2$-Blocker, dies spiegelt sich auch in den Empfehlungen der Hersteller und der Arzneimittelkommission (s. Abb. 8.2) wieder. Ob diese Dosis zum Abendessen oder später gegeben werden sollte, ist noch nicht definitiv entschieden, auf jeden Fall kann auf eine mehrmalige, über den Tag verteilte Gabe zu Gunsten der einmaligen abendlichen verzichtet werden, was u. a. zu einer besseren Compliance der Patienten beiträgt. Heute weisen alle Arzneimittelhersteller von H$_2$-Blockern darauf hin, dass diese „nocte" eingenommen werden sollten. Somit haben diese chronobiologischen Befunde Eingang in die Beipackzettel dieser Arzeimittel gefunden. Allerdings kann nach der abendlichen Gabe eine kleine Mahlzeit die Hemmung der Säuresekretion verhindern, so dass nach der abendlichen Einnahme der H$_2$-Blocker keine Mahlzeit eingenommen werden sollte.

Bereits vor 60 Jahren berichteten Illingworth [299], dass Magendurchbrüche eine Tagesrhythmik aufweisen mit erhöhter Gefährdung in den frühen Abendstunden (s. Abb. 8.4), eine Rhythmik, die mit der in der Säuresekretion einhergeht.

Die Beschäftigung mit der circadianen Rhythmik der Magensäuresekretion und die Verwendung von intragastrischen pH-Messsonden hat aber auch weitere interessante

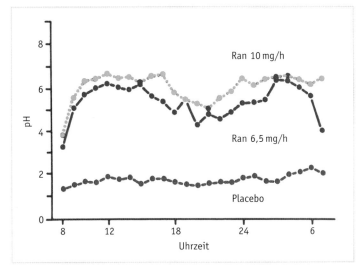

Abb. 8.5: Median-Werte in den intragastischen pH-Werten bei 15 Ulkus-Patienten (ohne Nahrung), die eine kontinuierliche Infusion von Ranitidin erhielten (6,25 bzw. 10 mg/h), dargestellt im Vergleich zu Placebo. Nach Lit. [301].

Ergebnisse geliefert, die therapeutisch bedeutsam sein können (Übersicht s. Lit. [300]). So ist offensichtlich die Hemmung der Säuresekretion durch die gleiche Dosis von Ranitidin, das in verschiedenen Dosierungen intravenös konstant über 24 Stunden infundiert wurde, nachts geringer als am Tage (s. Abb. 8.5), obwohl die Plasmakonzentrationen konstant waren [301]. Dies weist erstens auf eine tageszeitabhängig unterschiedliche Dosis-Wirkungs-Beziehung hin – wie bereits für andere Arzneimittel dargestellt – und andererseits, dass nachts die Säuresekretion partiell resistent gegenüber einer H_2-Blockade sein muss. Merki et al. [302] konnten zeigen, dass bei nüchternen Probanden abends höhere Dosen an Ranitidin notwendig waren, um den intragastralen pH-Wert über 4 zu halten. Unter Nahrungseinnahme, hingegen, sind sogar höhere Dosen an H_2-Blockern nicht in der Lage die abendliche partielle Resistenz zu überwinden [303]. Die Mechanismen dieses „Mahlzeiten"-Effektes sind bisher unklar.

Für Cimetidin konnte auch eine Chronopharmakokinetik mit kürzerer t_{max} und höherer C_{max} bei morgendlicher als abendlicher Einnahme nachgewiesen werden [304], ebenso für Nizatidin [305], mit jeweils höheren C_{max} und kürzerem t_{max} bei morgendlicher Gabe (s. Abb. 8.6).

Auch H_2-Blocker, die zur Behandlung des Magen-Darm-Ulcus eingesetzt werden, weisen somit nach morgendlicher Gabe höhere Plasmakonzentrationen (C_{max}) auf als nach abendlicher Applikation, die maximalen Konzentrationen treten auch früher – kürzeres t_{max} –, wie auch schon für zahlreiche andere (lipophile) Pharmaka in Kapitel 3 beschrieben.

Interessanterweise ist der Effekt einer H_2-Blockade wesentlich länger anhaltend (Abb. 8.7) als es den Plasmakonzentrationen entspricht [306].

Bedeutsam ist, dass sich relativ schnell eine Toleranz gegenüber H_2-Blockern entwickeln kann, sowohl nach oraler als auch intravenöser Applikation. Auch hier sind die Mechanismen nicht bekannt.

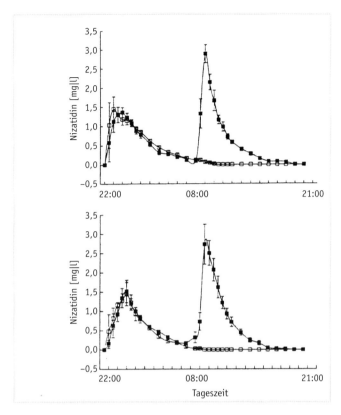

Abb. 8.6: Chronokinetik von Nizatidin nach Gabe um 22.00 Uhr bzw. um 08.00 Uhr. Aus Lit. [305].

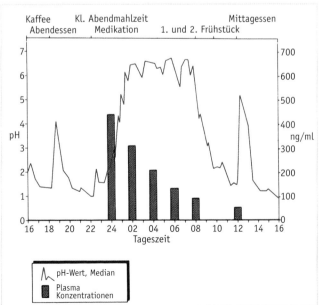

Abb. 8.7: Wirkung von Ranitidin auf den pH-Wert des Magens im Vergleich zu den Plasmakonzentrationen von Ranitidin. Aus Lit. [306].

8.3. Chronopharmakologie der Protonenpumpenhemmer

Protonenpumpenhemmer (PPI = proton pump inhibitor) haben in den letzten Jahren die H_2-Blocker bei der Behandlung des Ulkusleidens stark verdrängt, da sie bei der Behandlung des Ulkus wirksamer sind als H_2-Blocker (s. [297], [300]). Protonenpumpenhemmer entwickeln – im Gegensatz zu H_2-Blockern – keine Toleranz, was ein entscheidender Vorteil bei ihrem Einsatz ist. Es werden sogar unter chronischer Gabe von PPIs niedrigere Dosen benötigt, um den pH-Wert über 4 zu halten .

PPIs erhöhen den intragastralen pH-Wert nach morgendlicher Gabe stärker als nach abendlicher Applikation (s. Abb. 8.8), im Gegensatz zu den H_2-Blockern [307].

Auch für PPIs wurde gezeigt, dass ihre Pharmakokinetik durch den Einnahmezeitpunkt innerhalb des Tages beeinflusst wird, wie in Abbildungen 8.8 und 8.9 dargestellt [308], [309].

Wie auch schon für viele andere Pharmaka gezeigt (s. Kap. 3) waren nach Einnahme von Omeprazol (40 mg) am Morgen die maximal erreichten Konzentrationen (C_{max}) höher und t_{max} kleiner (s. Abb. 8.9) als nach Einnahme am Abend [308], gleiches wurde auch für Lansoprazol gezeigt (s. Abb. 8.10). Für Lansoprazol wurde darüber hinaus auch eine starke Verminderung der Bioverfügbarkeit nach abendlicher Gabe gefunden, d. h. eine Verminderung der AUC wie Abbildung 8.10 zeigt. Diese könnte möglicherweise durch eine erhöhte Zerstörung von Lansoprazol durch die abendliche höhere Säuresekretion bedingt sein [297].

Zusammengefasst zeigen die chronopharmakologischen Untersuchungen mit H_2-Blockern und Protonenpumpenhemmern, die wichtige Pharmaka bei säurebedingten Erkrankungen des Magen-Darm-Traktes sind, dass diese Pharmaka unterschiedliche

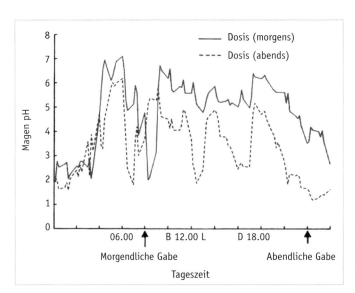

Abb. 8.8: Intragastrale pH-Werte bei 9 gesunden Probanden, die 30 mg Lansoprazol entweder um 8:00 h oder 22:00 h in einer randomisierten, Crossover-Studie erhielten. B (Frühstück), L (Mittagessen) und D (Abendessen), beachte den geringeren Effekt nach abendlicher Gabe. Nach Lit. [307].

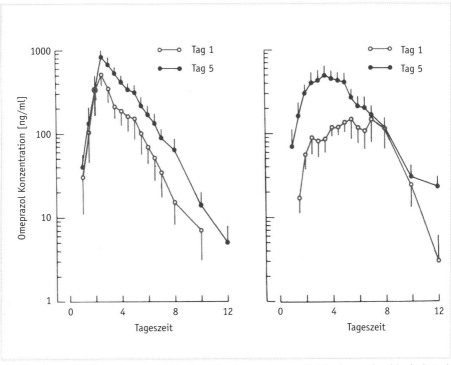

Abb. 8.9: Chronokinetik von Omeprazol (40 mg) bei Einnahme am Morgen (links) oder am Abend (rechts). Nach Lit. [308].

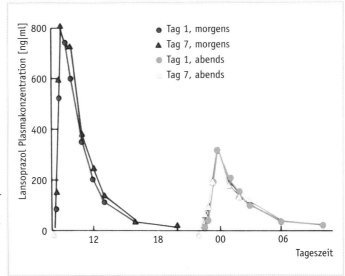

Abb. 8.10: Lansoprazol-konzentrationen nach oraler Einmal- bzw. Mehrfachgabe von Lansoprazol (30 mg) entweder am Morgen (8:00 h) oder am Abend (22:00 h). Aus [309].

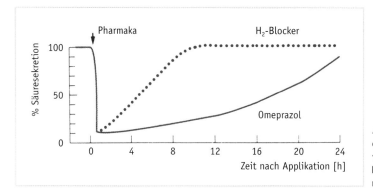

Abb. 8.11: Vergleichende Wirkungsprofile von H$_2$-Blockern und Protonenpumpenhemmern. Nach Lit. [297].

Tagesprofile aufweisen. Aufgrund ihres unterschiedlichen Angriffspunktes und ihrer unterschiedlichen Kinetik sollten H$_2$-Blocker vor allem abends (nocte) eingesetzt werden, während PPIs morgens eingenommen werden sollten (s. Abb. 8.11). Für H$_2$-Blocker wurde eine Toleranzentwicklung nachgewiesen, nicht für PPIs, letztere sind den H$_2$-Blockern therapeutisch überlegen [297].

8.4. Zur Chronopharmakologie der Acetylsalicylsäure

Schließlich sei noch ein weiterer, therapeutisch interessanter Befund erwähnt: Es ist heute unbestritten, dass Acetylsalicylsäure und andere nicht-steroidale Antiphlogistika (NSAR) dosisabhängig die Magenschleimhaut schädigen können. Mehrere Studien haben nun übereinstimmend nachgewiesen, dass die abendliche Gabe von NSAR besser vertragen wird als die morgendliche [371], [372]. Für Acetylsalicylsäure (ASS) konnte dies nachgewiesen werden: Bei 10 gesunden Probanden führte 1 g ASS zwei Stunden nach morgendlicher Einnahme zu etwa 40 % mehr, endoskopisch nachweisbaren Magenschleimhautläsionen als zwei Stunden nach abendlicher oraler Applikation [310] (s. Abb. 8.12). Allerdings waren in dieser Untersuchung die interindividuellen Unterschiede sehr groß, der signifikante Unterschied war vor allem auf zwei (!) Probanden zurückzuführen. Die für die Schädigung der Magenschleimhaut verantwortlichen Mechanismen sind nach wie vor nicht völlig geklärt. Theoretisch könnte morgens eine erhöhte basale Magensäuresekretion und/oder eine verzögerte Magenentleerung und damit eine längere Verweildauer von ASS zu einer stärkeren Schädigung der Magenschleimhaut führen. Dies erscheint jedoch als nicht wahrscheinlich, da erstens die basale Säuresekretion abends höher als morgens ist (s. Abb. 8.3) und zweitens auch die Magenentleerungszeit abends signifikant länger ist als morgens (s. Abb. 3.1).

Allerdings konnten die Befunde von Moore & Goo [310] durch eine weitere Studie nicht bestätigt werden [311]. Diese randomisierte, cross-over, doppelt-blinde Untersu-

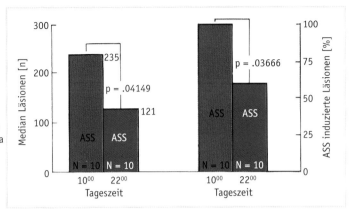

Abb. 8.12: Acetylsalicyl-säure-induzierte Läsionen in der Schleimhautmukosa des Magens nach oraler Einnahme von 1300 mg ASS um 10 Uhr bzw. um 22 Uhr durch 10 Proban-den. Nach Lit. [310].

chung wurde an 16 gesunden Freiwilligen im Alter von 25,2 ± 3,0 Jahren durchgeführt. Die Probanden nahmen um 8:00 h bzw. 20:00 h 1000 mg bzw 75 mg ASS p. o. und 2 Stunden später wurde eine endoskopische Untersuchung mit zusätzlicher Video-Auf-zeichnung durchgeführt. Der Schweregrad der Magen- bzw. Duodenalulcera wurde an Hand einer Skala (0–20 Punkte) bewertet, und zwar direkt während der Endoskopie (aktueller Score) als auch, verblindet, aufgrund der Videoaufzeichnung (Video score).

Diese Studie ergab keine signifikanten Unterschiede im Ausmaß der Läsionen durch ASS bei Einnahme um 8:00 h und um 20:00 h, bei keiner Dosierung. Von Interesse ist, dass auch nach 75 mg ASS bereits deutliche Läsionen der Magenschleimhaut festzustel-len waren (s. Tab. 8.1), und die während der Endoskopie gemachte Bewertung unter-schätzte den Grad der Schädigung.

Tab. 8.1: Läsionen der Magenschleimhaut nach Einnahme von 1000 mg bzw. 75 mg Acetylsalicylsäure (ASS) um 8:00 oder um 20:00 h durch 16 gesunde Probanden, die Bewertung erfolgte 2 Stunden nach Einnahme unter der Endoskopie (aktueller Score) bzw. aufgrund der geblindeten Videoaufzeichnung (Video Score). Die Bewer-tungsskala (Score) reichte von 0–20, aktueller Score vs Videoscore *$p < 0,01$; 1000 mg vs 75 mg ASS[#] $< 0,025$, [##] $< 0,001$. Aus Lit. [311].

	Aktueller Score	Video Score
1000 mg ASS		
08:00 h	6,0 (6–9)	12,0 (9–12)*
20:00 h	9,0 (6–9)	12,0 (9–12)*
75 mg ASS		
08:00 h	3,0 (2–4)[##]	4,0 (4–6)*[##]
20:00 h	4,0 (4–6)[#]	6,0 (6–9)*[#]

9.
Psychopharmaka, Sedativa, Hypnotika und helles Licht

Zentralnervöse und psychische Funktionen unterliegen ausgeprägten tagesrhythmischen Schwankungen. Bei psychisch Erkrankten sind Veränderungen in solchen Rhythmen nachgewiesen worden. Zentral-wirksame Arzneimittel wie Phenobarbital, Hexobarbital, Chlorpromazin, Haloperidol, Tetrabenazin, Carbamazepin, Amitryptilin, Lithium, Chlorgylin, Imipramin, Chlordiazepoxid und Diazepam haben im Tierexperiment nicht nur tageszeitabhängig ausgeprägt quantitativ unterschiedliche Wirkungen, sie können auch das Muster solcher Rhythmen verändern. Obwohl chronopharmakokinetische Unterschiede bei zentralwirksamen Arzneimitteln gezeigt wurden, sind für die tageszeitabhängigen Wirkungen dieser Arzneimitteln wohl eher chronopharmakodynamische Unterschiede, evtl. auf der Ebene der Rezeptoren, verantwortlich. Ein besonderer Fall ist die Winterdepression, bei der „helles Licht" als Therapeutikum eingesetzt wird.

9.1. Chronobiologie des zentralen Nervensystems

Sehr früh wurde bereits beobachtet, dass Krankheiten des zentralen Nervensystems bzw. zentralnervöse Smyptome tagesrhythmisch auftreten können, z. B. epileptische Anfälle (s. Abb. 9.1).

Auch berichtete bereits im 18. Jahrhundert Friedrich Casimir Medicus, Arzt, Physikus und Direktor des Botanischen Gartens in Mannheim, in seinem Buch (s. Abb. 9.2) über „Die Geschichte Periode haltender Krankheiten" [313], über eine offensichtliche Jahresrhythmik im Auftreten depressiver Symptome. Als Beispiel führt er an: „Alle Jahre einmal bemerkte Helwig im Dezember bei einem Mann eine Schwermut wiederkehren, die sich durch Schlaflosigkeit meldete und mit einem Schmerz im Kopf endigte. Im Anfall war er stumm, zerriss wie ein Kind um ihn herum liegende Sachen und hatte starken Hunger" (in: [314]). Jahreszeitliches Auftreten von psychischen Schwankungen sind seither mehrfach veröffentlicht worden, vor allem mit einem gehäuften Auftreten im Herbst und im Frühjahr [315].

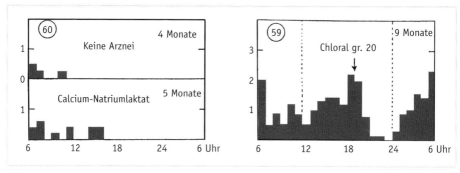

Abb. 9.1: Tagesrhythmik im Auftreten epileptischer Anfälle ohne und unter Gabe von Calcium-Natriumlaktat (links) bzw. Chloralhydrat (rechts). Nach Lit. [312].

Allerdings sind chronopharmakologische Untersuchungen bei psychischen Erkrankungen nur beschränkt durchgeführt wurden, im Folgenden sind einige Beispiele ausgewählt, um die Tageszeitabhängigkeit in den Wirkungen dieser Pharmaka zu demonstrieren.

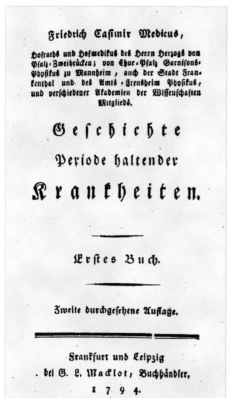

Abb. 9.2: Titelblatt des Buches von F.C. Medicus über das tages- und jahreszeitliche Auftreten von psychischen Erkrankungen. Aus Lit. [313].

9.2. Chronopharmakologie der Psychopharmaka

Am Beispiel der sedativ-hypnotisch wirksamen Barbitursäure-Derivate – die heute in der Therapie kaum mehr eine Rolle spielen – lässt sich zeigen, dass zwischen erwünschten und unerwünschten Wirkungen, der Toxizität und der Metabolisierungsrate hinsichtlich ihrer Tageszeitabhängigkeit Beziehungen bestehen. Die Abbildungen 9.3. und 9.4 zeigen, dass bei licht-dunkel-synchronisierten Ratten Phenobarbital tageszeitabhängige Unterschiede in der Schlafdauer und der Mortalität aufweist [316], [317]. So ist bei dem Minimum der Phenobarbital-Mortalität in der Aktivitätsperiode der Ratten auch die Schlafdauer auf die gleiche Dosis von Phenobarbital am kürzesten (s. Abb. 9.3). Die durch Phenobarbital induzierte Schlafdauer geht also in etwa mit den tageszeitlichen Variationen in der Mortalität parallel. Auch die Metabolisierungsrate von Barbituraten weist tageszeitabhängige Unterschiede auf [317], wie aus Abbildung 9.4 ersichtlich. So ist die Metabolisierungsrate von Hexobarbital in der Mitte der Ruheperiode der Ratten, in der der hypnotische Effekt am stärksten ist, auf einem Minimum, während in der Dunkelperiode die Metabolisierung von Hexobarbital größer und der hypnotische Effekt geringer ist. Die tageszeitabhängigen Unterschiede in der Metabolisierung von Barbituraten können allein ihre chronopharmakodynamischen Effekte nicht erklären, tageszeitliche Unterschiede in der Empfindlichkeit und Ansprechbarkeit des zentralen Nervensystems scheinen hier von größerer Bedeutung zu sein.

Darauf weisen auch verschiedene Untersuchungen über die Tageszeitabhängigkeit in der sedierenden Wirkung von Neuroleptika bei Ratten hin. Bei licht-dunkel-synchronisierten Ratten war der sedierende Effekt von Chlorpromazin [318] bzw. dem Butyrophenon–Derivat Haloperidol [319] nicht nur von dem Applikationszeitraum abhängig, auch die innerhalb von 24 Stunden mit beiden Pharmaka erstellten Dosiswirkungskurven unterschieden sich nicht nur in ihrem maximalen Effekt, sondern auch in ihrer Steilheit (s. Abb. 9.5). Diese Befunde sind von außerordentlicher Bedeutung. Sie zeigen, dass von verschiedenen Untersuchergruppen erstellte Dosis-Wirkungs-Beziehungen für das gleiche Arzneimittel auch auf Unterschieden in der Tageszeit, in der diese Versuche durchgeführt wurden, beruhen können.

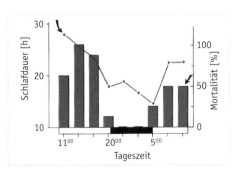

Abb. 9.3: Circadiane Unterschiede in der Mortalität bzw. der Schlafdauer nach Phenobarbital (190 mg/ kg i. p.) bei Ratten. Nach Lit. [316].

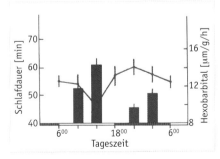

Abb. 9.4: Rhythmus in der Aktivität der Hexobarbitaloxidase der Leber (Linie, rot) und in der Hexobarbital-induzierten Schlafzeit (Säulen, blau) bei Ratten. Nach Lit. [317].

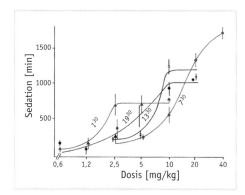

Abb. 9.5: Einfluss der Injektionszeit auf die Dosis-Wirkungs-Kurven des sedierenden Effektes von Chlorpromazin bei Ratten. Die Tiere waren licht-dunkel-synchronisiert mit Licht von 19.30 h bis 7.30 h. Die Chlorpromazin-Dosen wurden zu 4 verschiedenen Zeiten appliziert. Nach Lit. [318].

Das Neuroleptikum Haloperidol weist bei Ratten auch circadiane Unterschiede in der kataleptischen Wirkung auf, zwischen der maximalen und minimalen kataleptischen Reaktion konnte sogar ein 5,5 facher Unterschied in ED_{50} nachgewiesen werden [320]. Von besonderem Interesse ist, dass unter einer Umkehr des Licht-Dunkel-Zyklus der circadiane Rhythmus in der spontanen motorischen Aktivität nach einem Monat sich vollständig umgestellt hatte ($t^1/_2$ = 17 Tage), änderte sich der Rhythmus in der Katalepsie nur sehr langsam ($t^1/_2$ = 82 Tage) und benötigte fast 6 Monate für eine komplette Umstellung an den veränderten Licht-Dunkel-Rhythmus. Dieser Befund macht deutlich, wie stabil solche Rhythmen sein können, d. h. wie schwer sich bestimmte Rhythmen veränderten Umweltbedingungen anzupassen vermögen.

Von Bedeutung in diesem Zusammenhang ist, dass Neuroleptika Antagonisten an Dopaminrezeptoren sind, so dass sie Veränderungen im dopaminergen System bewirken. Untersuchungen an Ratten zeigten nun, dass auch die endogene Dopaminkonzentration im Gehirn tagesrhythmische Variationen aufweist (s. Abb. 9.6) und dass auch der zentrale Dopaminumsatz am Ende der Ruheperiode und zu Beginn de Aktivitätsperiode höher ist als zu anderen Tageszeiten [321] (s. Abb. 9.6).

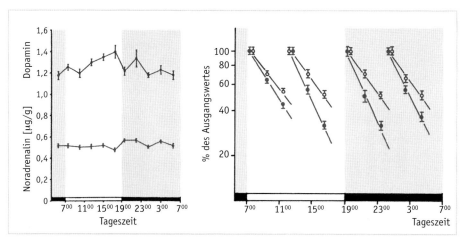

Abb. 9.6: Tagesrhythmik in den Konzentrationen von Dopamin (blau) und Noradrenalin (rot) im Rattenhirn (links) und im Umsatz von Dopamin und Nordrenalin, nach Hemmung der Tyrosinhydroxylase durch α-Methyl-p-Tyrosin (rechts). Nach Lit. [321].

Vergleicht man den Rhythmus in der kataleptischen Wirkung des Dopaminrezeptorenblockers Haloperidol mit dem Rhythmus im Dopaminumsatz (s. Abb. 9.6), so wird deutlich, dass beide Rhythmen am Ende der Ruheperiode ein Maximum aufweisen, wahrscheinlich also ein erhöhter Dopaminumsatz (Dopaminrezeptorendichte?) empfindlicher auf den Antagonisten reagiert.

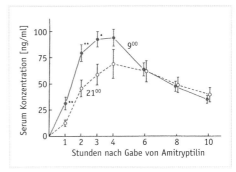

Abb. 9.7: Serumkonzentrationen von Amitriptylin nach Einnahme von 50 mg p. o. um 9:00 h oder um 21:00 h durch gesunde Probanden. Nach Lit. [322].

Neben chronopharmakodynamischen Unterschieden sind auch im pharmakokinetischen Verhalten von zentral wirksamen Arzneimitteln tageszeitabhängige Unterschiede festgestellt worden.

Bei männlichen gesunden Probanden wurden auch die Serumkonzentrationen des Antidepressivums Amitriptylin nach einer einmaligen Dosis von 50 mg zu zwei verschiedenen Tageszeiten untersucht [322]. Die unerwünschten Wirkungen der Einnahme von Amitriptylin, die sich in einer verminderten Salivation und einer verstärkten Sedation äußerten, waren bei Einnahme um 9 Uhr morgens wesentlich stärker ausgeprägt als bei Einnahme von Amitriptylin am Abend.

Interessanterweise wurden bei der morgendlichen Gabe von Amitriptylin auch höhere Plasmakonzentrationen gemessen, gleichzeitig wurden bei dieser Einnahmezeit maximale Plasmakonzentrationen schneller erreicht (s. Abb. 9.7). Die tageszeitlich unterschiedlich stark ausgeprägten unerwünschten Wirkungen könnten durch dies unterschiedliche kinetische Verhalten bedingt sein. Jedoch wurde schon bei früheren Beispielen erwähnt, dass ein chronopharmakokinetisches Verhalten wohl allein nicht zur Erklärung chronopharmakodynamischer Effekte ausreichend ist.

Schließlich lässt sich auch bei Lithium, das in der Prophylaxe zyklischer Psychosen eingesetzt wird, eine Tageszeitabhängigkeit im kinetischen Verhalten nachweisen (s. Tab. 9.1). Bei licht-dunkel-synchronisierten Ratten war die Lithium-Clearance sowohl bei Tieren, die Lithium im Futter erhielten, als auch nach Injektion von Lithium in der Ruheperiode kleiner als in der Aktivitätsperiode der Versuchstiere [323]. Erwartungsgemäß war, wie schon bei nachtaktiven Nagern nachgewiesen, die Kreatinin-Clearance in der Ruheperiode kleiner als in der Aktivitätsperiode. Da Lithium eine sehr kleine therapeutische Breite besitzt, überrascht es eigentlich nicht, dass die Mortalität nach Lithium-Injektion in der Ruheperiode der Tiere wesentlich höher war als in der Aktivitätsperiode [324], in der vermehrt Lithium durch die Nieren ausgeschieden werden kann, wie in Abbildung 9.8 gezeigt [323]. Entsprechend der entgegengesetzten circadianen Phasenlage beim Menschen war bei diesem nach oraler Gabe von Lithium die renale Lithium-Ausscheidung in der Nacht geringer als am Tag [325].

Bei depressiven Patienten scheinen verschiedene circadiane Rhythmen, z. B. in der Körpertemperatur, dem REM-Schlaf, im Cortisol oder in der Ausscheidung von Metaboliten des Katecholaminstoffwechsels phasenverschoben zu sein. Partieller Schlafentzug in der 2. Hälfte der Nacht und Phasenvorverschiebung des Schlaf-Wach-Zyklus können beide eine kurzfristige klinische Besserung des Krankheitsbildes zeigen. Durch

Tab. 9.1: Kreatinin- und Lithium-Clearance bei Ratten, die Lithium im Futter oder als Injektion zu verschiedenen Tageszeiten erhielten (a. m. = 8.00–11.30 h; p. m. = 4.30–17.30 h), Mittelwerte ± SD von 6 Kontrollen und 12 behandelten Tieren. Nach Lit. [323].

	Kreatinin-Clearance (ml/min/100 g)		Lithium-Clearance (ml/min/100 g)
Kontrolle			
a. m.	0,673 ± 0,128		
p. m.	0,870 ± 0,060		
Lithium im Futter			
a. m.	0,738 ± 0,105	a. m.	0,172 ± 0,071
p. m.	0,812 ± 0,057	p. m.	0,305 ± 0,030
Lithium-Injektion			
a. m.	0,723 ± 0,113	a. m.	0,240 ± 0,072
p. m.	0,923 ± 0,116	p. m.	0,353 ± 0,062

moderne Methoden (Rezeptorbindungsuntersuchungen) konnte gezeigt werden, dass Pharmaka wie Lithium, Monoaminooxidasehemmer und trizyklische Antidepressiva, die alle in der Therapie depressiver Erkrankungen eingesetzt werden, Veränderungen im circadianen Rhythmus zerebraler Rezeptoren bewirken können [326], [327], [328]. Beispielhaft sind in Abbildung 9.9 die Veränderungen in der Rezeptorenbindung von α_1 und β-Adrenozeptoren und Benzodiazepinrezeptoren unter Lithiumgabe dargestellt. Ähnliche Befunde wurden auch an verschiedenen zerebralen Rezeptoren unter dem Monoaminooxidasehemmstoff Clorgylin und dem trizyklischen Antidepressivum Imipramin beschrieben [327], [329]. Bei Ratten bewirkt die Gabe von Lithium eine Verlängerung der circadianen Periode in der motorischen Aktivität, dargestellt in Abbildung 9.10 [330]. Es ist eine interessante Hypothese, ob der therapeutische Effekt von Lithium bei depressiven bzw. manisch-depressiven Patienten auf der Verlängerung der circadianen Periode beruht, da Depressive eine Phasenverschiebung aufweisen.

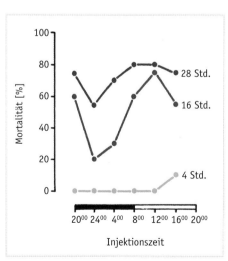

Abb. 9.8: Chronotoxikologie von Lithium bei Mäusen 4–28 h nach i.p. Injektion von 940 mg/kg. Nach Lit. [324].

Auch für Benzodiazepinderivate liegen chronopharmakologische Befunde bei Mensch und Tier vor. Beim Menschen waren nach Einnahme von 5 mg Diazepam um 9:30 Uhr signifikant höhere Plasmakonzentrationen zu beobachten als bei Einnahme der gleichen Dosis um 21:30 Uhr, dargestellt in Abbildung 9.11 [331]. Der sedierende Ef-

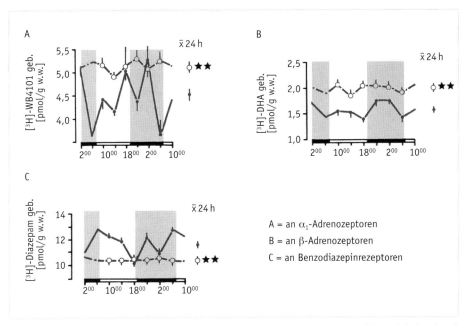

Abb. 9.9: Rhythmen in der Bindung an Rezeptoren des Rattenhirns bei Kontrolltieren (blaue Linien) und nach Behandlung mit Lithium (rote Linient). A: an α_1-Rezeptoren, B: an β-Adrenozeptoren, C: an Benzodiazepinrezeptoren. Aus Lit. [328].

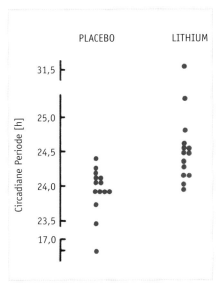

Abb. 9.10: Verlängerung der circadianen Periode in der motorischen Aktivität von Ratten unter Lithium. Aus Lit. [330].

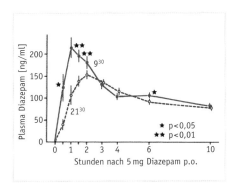

Abb. 9.11: Tageszeitabhängigkeit in den Plasma-konzentrationen von Diazepam nach Einnahme von 5 mg p. o. um 9:30 h oder um 21:30 h durch gesunde Probanden. Aus Lit. [331].

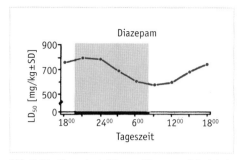

Abb. 9.12: Chronotoxizität von Diazepam (LD$_{50}$) bei Mäusen. Nach Lit. [332].

fekt war am morgen ebenfalls ausgeprägter als am Abend [332], jedoch dürften hierfür Empfindlichkeitsveränderungen auf Diazepam (s. Diazepam-Rezeptoren in Abbildung 9.8) stärker verantwortlich sein als die Unterschiede in der Kinetik. Bei Mäusen wurden circadiane Rhythmen in der Toxizität auf Chlordiazepoxid und Diazepam (s. Abb. 9.12) nachgewiesen.

9.3. Winterdepression und Lichttherapie

Die Winterdepression (seasonal affective disorder, SAD) ist ein Krankheitsbild, das durch immer wiederkehrende depressive Episoden in den Herbst- und Wintermonaten charakterisiert ist, begleitet von Symptomen wie Müdigkeit, vermehrtem Schlaf (Hypersomnie), vermehrtem Appetit auf kohlehydrate-haltige Nahrungsmittel, vor allem Süßigkeiten, und einer Zunahme des Körpergewichtes [334]. 70–80 % der Patienten mit SAD sind Frauen. Mit zunehmender Verkürzung der Tage im Herbst treten erste Symptome einer Energie- und Antriebslosigkeit auf, und die Symptome verlieren sich spontan, sobald die Tage wieder länger werden. Die Beobachtung, dass sich die Winterdepression bessert, wenn man in südlichere Regionen zieht, wies auf die bedeutsame Rolle der Photoperiode (Dauer des Tageslichtes) für die Ätiologie dieser Erkrankung hin. Auch bei Gesunden ändert sich die Stimmungslage mit der Jahreszeit, in der Regel fühlen sich Menschen in den Sommermonaten besser als in den Herbst- und Wintermonaten (s. Abb. 9.13). Wesentlich stärker sind diese jahreszeitlichen Stimmungsschwankungen bei Patienten, die an einer Winterdepression leiden (s. Abb. 9.13).

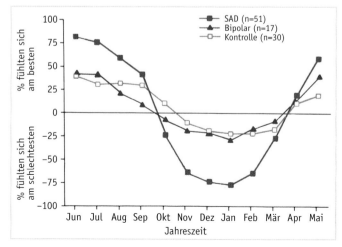

Abb. 9.13: Jahreszeitliche Befindlichkeit bei Gesunden und Patienten mit bipolarer oder Winterdepression (SAD). Nach Lit. [335].

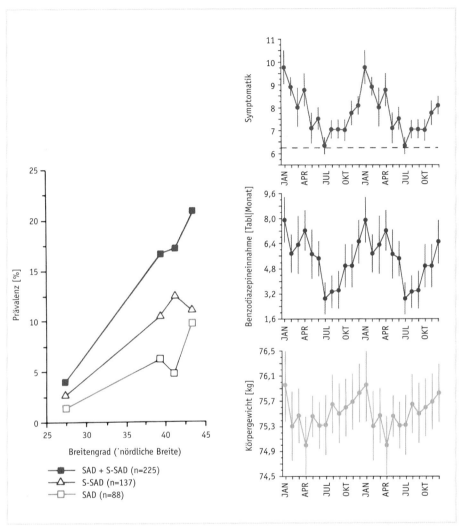

Abb. 9.14: Prävalenz der SAD in Sarasota 27° nB, Washington 39° nB, New York 40° nB, Nashua NH 42° nB (links), Jahresrhythmen bei SAD, Mittel über 9 Jahre, Skala der Symptomatik (rot), Einnahme von Benzodiazepinen (blau), Körpergewicht (grün). Aus Lit. [335] (links) und Lit. [336] (rechts).

Dabei ergibt sich eine klare Korrelation mit dem Breitengrad, je nördlicher umso ausgeprägter die Prävalenz der Winterdepression (s. Abb. 9.14). In Norwegen leiden doppelt so viele Menschen nördlich als südlich des Polarkreises unter saisonalen Symptomen.

Wirz-Justice et al. [336] konnten reproduzierbare Jahresrhythmen nicht nur in der depressiven Symptomatik, sondern auch in der Anzahl der Einnahme von Benzodiazepinentabletten und der Zunahme im Körpergewicht nachweisen [336]: Alle Parameter wiesen ein Maximum in den Wintermonaten auf (s. Abb. 9.14).

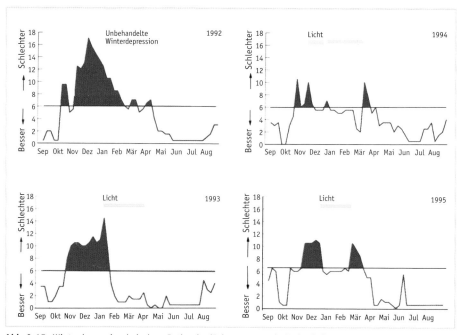

Abb. 9.15: Winterdepression bei einer Patientin (Jahrgang 1938), Verlauf über 4 Jahre. Lichttherapie (gelb Balken) verbesserte die Symptomatik schnell. Aus Lit. [334].

Die Lichttherapie der SAD ist nun nicht eine natürliche Behandlung dieser Erkrankung, sondern Ergebnis neurobiologischer/chronobiologischer Forschung. Auf die Bedeutung des Lichtes für (rhythmische) Körperfunktionen ist in Kapitel 1 eingegangen worden. Licht hat eine phasenverschiebenden Effekt auf circadiane Rhythmen, dies bietet den theoretischen Hintergrund des Einsatzes von Licht bei Störungen des Schlaf-Wach-Zyklus. Auch wenn die Mechanismen des Ansprechens auf Lichttherapie bei der Winterdepression nicht eindeutig geklärt sind, steht außer Frage, dass „helles Licht" (2500 Lux, mindestens für 1 Stunde, bzw. ≥ 2 Stunden pro Tag) eine schnelle Besserung der Symptomatik bewirken kann (s. Abb. 9.15), nicht jedoch eine Placebogabe von gelbem Licht [336]. Licht wird auch als Therapeutikum beim Jetlag eingesetzt (s. Kap. 12).

Dass sogar die Lichtintensität in Krankenzimmern einen Einfluss auf Besserung einer schweren Depression haben kann, zeigten Untersuchungen, die in Kanada durchge-

Tab. 9.2: Besserung einer schweren Depression bei Aufenthalt im Nord- bzw. Südraum eines Krankenhauses. * <0.05 Nord- vs Südraum [NR vs SR]. Lichtverhältnisse im Februar zwischen 9–10 Uhr: stark bewölkt NR 200 Lux, SR 500 Lux; leicht bewölkt NR 300 Lux, SR 1700 Lux; heller Himmel NR 300 Lux, SR 5000 Lux. Aus Lit. [337].

Einweisungen (n = 174)	Mittlere Verweildauer (Tage)	Verweildauer (Tage)	
		Männer	Frauen
Heller Südraum	16,9 *	15,3	17,9
Dunklerer Nordraum	19,5	22,1	18,6

führt wurden [337]. Die Anlage des Krankenhauses war so, dass die Krankenzimmer entweder nach Norden oder nach Süden ausgerichtet waren, wobei generell die Lichtintensität in dem Südzimmer wesentlich höher war als im Nordzimmer (s. Tab. 9.2). Die mittlere Aufenthaltsdauer bei der Behandlung der Depression war mit 16,9 Tagen im Südzimmer signifikant kürzer als im Nordzimmer, bei Männern war der Unterschied noch ausgeprägter als bei Frauen, dargestellt in Tabelle 9.2 [337].

Zusammengefasst zeigen die Untersuchungen über den Einfluss von Licht bei depressiven Patienten, dass erstens helles Licht als wirksames Therapeutikum angesehen werden muss, und zweitens, dass der Mensch offensichtlich Licht für Wohlbefinden und Gesundheit benötigt. Dies unterstreicht noch einmal, dass das Sonnenlicht nicht nur alles Leben auf der Erde ermöglicht, Intensität und Dauer der Exposition auf Licht auch Lebensvorgänge, einschließlich biologischer Rhythmen, beeinflusst und steuert.

10.
Chronotoxikologie

Die im Tierexperiment prüfbare Toxizität von Arzneimitteln, z. B. von Phenobarbital, E 600, Antimycin A, Nicotin, Quabain, Chlordiazepoxid, Diazepam, Fluothan, Lithium, Cyclophosphamid, Propranolol sowie von Röntgenbestrahlung u. v. a. m. ist ebenfalls von der Applikationszeit innerhalb von 24 Stunden abhängig. Teilweise variiert die Mortalität der Versuchstiere auf Arzneimittel zwischen 0 % und 100 %. Solche Befunde weisen auf die Fragwürdigkeit des LD_{50}-Tests zur Erfassung und Quantifizierung der Toxizität von Arzneimitteln hin. Auch die Teratogenität von Hydroxyharnstoff und Cyclophosphamid weisen eine circadiane Phasenabhängigkeit auf.

In der tierexperimentellen Pharmakologie, in der Grundlagenforschung und in der tierexperimentellen Prüfung von Arzneimittelwirkungen spielen chronobiologische bzw. chronopharmakologische Aspekte offiziell eine bisher noch zu wenig beachtete Rolle. Tierexperimentelle Untersuchungen werden vor allem an kleinen Nagern, wie Mäusen und Ratten, durchgeführt, bei denen auch bisher die meisten chronopharmakologischen Befunde erhoben wurden.

Im Gegensatz zu dem tagaktiven Menschen sind Ratten und Mäuse nachtaktive Tiere. Die circadianen Phasenunterschiede zwischen den kleinen Nagern und dem Menschen sind auch deswegen von Bedeutung, weil bei der Prüfung der Wirksamkeit und der Toxizität von Arzneimitteln im Tierversuch neben den grundlegenden Erkenntnissen über Angriffspunkte und Wirkungsweise von Arzneimitteln immer auch die Frage der Übertragbarkeit tierexperimenteller Befunde auf die Humanpharmakologie im Hintergrund steht. So gehören Untersuchungen über die Toxizität eines Arzneimittels zum essentiellen Bestand seiner Bewertung.

Außerordentlich große Unterschiede in der Toxizität eines Arzneimittels sind in Abhängigkeit von der Applikationszeit bei Nagern zu beobachten [338]. So schwankt die Mortalitätsrate auf eine Dosis von 190 mg/kg Phenobarbital bei licht-dunkel-synchronisierten Ratten zwischen 0 % in der Mitte der Aktivitätsphase und 100 % zum Ende der Ruheperiode der Versuchstiere (s. Abb. 10.1). Ähnliche tageszeitliche Toxizitätsunterschiede wurden auch nach Gabe von E 600, Antimycin A sowie Nicotin nachgewiesen (s. Abb. 10.1). Halberg und Mitarbeiter [339] beschrieben schon vor über 50 Jah-

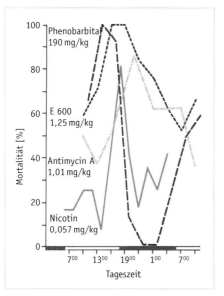

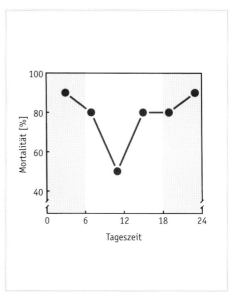

Abb. 10.1: Circadiane Variation in der prozentualen Mortalität verschiedener Pharmaka nach i. p. Injektion zu verschiedenen Tageszeiten bei Ratten. Nach Lit. [338].

Abb. 10.2: Mortalität bei Ratten, die Propranolol (125 mg/kg i. p.) zu verschiedenen circadianen Phasenlagen erhielten. Nach Lit. [340].

ren, dass bei Mäusen die Mortalität auf das Herzglykosid Quabain zwischen 60 % um 8 Uhr morgens und 15 % um 20 Uhr schwankte.

Die halb-maximalen Letalitätsdosen (LD_{50}) von Arzneimitteln können somit einer kritischen Prüfung ohne Berücksichtigung der Applikationszeit nicht standhalten. In der Regel werden ja pharmakologische Untersuchungen nur in der üblichen Arbeitszeit der Untersuchers, also in der Lichtperiode, durchgeführt.

Auf die Chronotoxizität von Barbituraten, Diazepam und Lithium wurde bereits in Kapitel 9 eingegangen (s. Abb. 9.3, 9.8, 9.12). Auch für den β-Blocker Propranolol liegen entsprechend Mortalitätsbefunde vor (s. Abb. 10.2). Sie zeigen, dass der β-Blocker in der nachschlagbaren LD_{50}-Dosis von 125 mg/kg nur am Vormittag – der Untersucher ist aktiv (!) – eine halbmaximale Mortalität aufwies, zu anderen Tageszeiten aber bis über 90 % der Ratten an dieser Dosis verstarben [340]. Die LD_{50} von Morphin ist ebenfalls rhythmisch (s. Abb. 10.3), wesentlich höhere Dosen werden nachts vertragen [341].

Bei Mäusen lässt sich auch für das Inhalations-Narkotikum Fluothan ein circadianer Phasenunterschied in der Mortalität nachweisen, wie in Abbildung 10.4 zu sehen [333], [342]. Die Mortalität ist nicht nur von der Dauer der Exposition, sondern auch in ausgeprägtem Maße von dem Alter der Tiere abhängig (s. Abb. 10.5), die totale Mortalität variiert in den 3 Tiergruppen zwischen 5 und 76 %. Die höchste Mortalität ist bei den alten Tieren zu beobachten.

Fasst man die in Abbildung 10.4 dargestellten Versuchsergebnisse zusammen und betrachtet die relativen Veränderungen um den 24-Stunden-Mittelwert, so weist Fluothan in der Mitte der Aktivitätsperiode der Tiere eine wesentlich höhere Mortalitätsrate

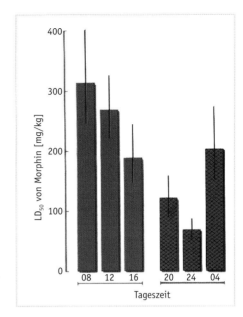

Abb. 10.3: Ausgeprägte Unterschiede in den LD$_{50}$-Werten von Morphin wurden auch bei Mäusen nachgewiesen. Mittelwerte ± 95 % Vertrauensgrenzen. Nach Lit. [341].

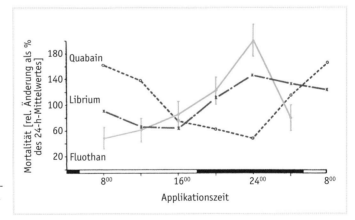

Abb. 10.4: Relative Tageszeitabhängigkeit der Mortalität von Fluothan, Ouabain und Chlordiazedpoxid (Librium) bei Mäusen. Nach Lit. [339].

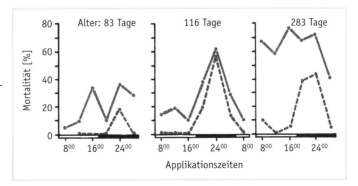

Abb. 10.5: Tageszeitabhängigkeit in der Mortalität auf Exposition von 3.5 % Fluothan (rot = totale Mortalität, blau = Mortalität innerhalb von 7 min) bei männlichen Mäusen verschiedenen Alters. Aus Lit. [342].

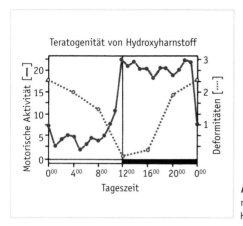

Abb. 10.6: Circadiane Phasenabhängigkeit in der Teratogenität (Vorderarm-, Fingerdeformitäten) von Hydroxyharnstoff bei Ratten. Aus Lit. [344].

als zu Beginn der Ruheperiode auf (s. Abb. 10.4). Bei Ratten wurden auch signifikante tageszeitabhängige Unterschiede in den minimalen alveolären Konzentrationen (MAC) von Cyclopropan und Halothan mit Maximalwerten in der frühen Dunkelperiode und Minimalwerten in der frühen Lichtperiode festgestellt [343].

Aber nicht nur die Toxizität eines Arzneimittels kann mit der Tageszeit variieren, auch die teratogene Wirkung eines Pharmakons kann tageszeitabhängige Unterschiede aufweisen. In einer Untersuchung an schwangeren Ratten wurde der teratogene Effekt von Hydroxyharnstoff zu verschiedenen circadianen Phasenlagen untersucht [344]. Foeten, die Hydroxyharnstoff ausgesetzt waren, wiesen ein geringeres Körpergewicht als die vergleichbaren Kontrollen auf, der teratogene Effekt äußerte sich vor allem in Vorderarm- und Fingerdeformitäten. Die schwangeren Mäuse wurden am 12. Schwangerschaftstag zu verschiedenen circadianen Phasenlagen mit einer Dosis von 750 mg/kg Hydroxyharnstoff intraperitoneal injiziert, unmittelbar vor dem Geburtstermin (20./21. Schwangerschaftstag) getötet und die Foeten auf externe Deformitäten hin untersucht [344]. Die Ergebnisse sind in Abbildung 10.6 zusammengefasst. Diese Abbildung zeigt, dass die häufigsten Deformitäten beim Übergang von der Dunkel- zur Lichtperiode auftraten [344].

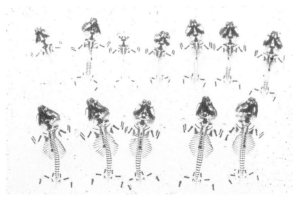

Abb. 10.7: Wirkung von Cyclophosphamid (20 mg/kg, Injektion am 12. Schwangerschaftstag) auf die Skelettentwicklung von Mäuseföten. Obere Reihe: Injektion um 7:00 h, d. h. zu Beginn der Ruheperiode; untere Reihe: Injektion um 1:00 h, d. h. in der Mitte der Aktivitätsperiode. Nach Lit. [345].

Ähnliche tageszeitlichen Unterschiede in teratogenen Effekten sind auch für Cyclophosphamid bei Rattenföten (s. Abb. 10.7) nachgewiesen worden [345]. Somit wird, wie die Autoren zeigen konnten, sogar Grad und Ausmaß von teratogenen Effekten durch die unterschiedliche circadiane Phasenlage des Versuchstieres, bei der es die potentiell teratogene Substanz erhält, beeinflusst.

Auf 24-Stunden-Rhythmen in der Toxizität und Mortalität anderer Arzneimittel, wie z. B. Zytostatika, wird in Kapitel 11 eingegangen werden. Entsprechende Hinweise auf eine Chronotoxizität einer Vielzahl weiterer Arzneimittel sind in Übersichtsarbeiten und Kongressbänden zu finden, siehe z. B. Lit. [338], [28], [346], [20], und [59].

11.
Zytostatika

Zytostatika sind in ihrer therapeutischen Verwendung durch ihre hohe Toxizität begrenzt. In tierexperimentellen Untersuchungen konnte gezeigt werden, dass eine Chronotherapie mit Zytostatika (z. B. Cyclophosphamid, Cytosinarabinosid), also Gabe des Arzneimittels nur zu bestimmten Tageszeiten bzw. eine unterschiedliche Dosierung zu verschiedenen Tageszeiten, nicht nur die Toxizität der Zytostatika vermindern, sondern auch die Heilungsquote bei Tumoren verbessern konnte. Seither sind – basierend auf den tierexperimentellen Ergebnissen – zahlreiche klinische Studien bei den verschiedensten Tumorerkrankungen durchgeführt worden. Somit kann eine Chronotherapie die therapeutische Breite von Zytostatika vergrößern, d. h. die unerwünschten Wirkungen vermindern, und damit die Lebensqualität der Patienten verbessern. Darüber hinaus zeichnet sich auch durch eine chronomodulierte Therapie mit Zytostatika eine Verlängerung der Überlebensrate an, allerdings bedürfen diese Befunde einer Bestätigung durch weitere Studien.

Eine bedeutsame Voraussetzung zum Verständnis einer Chronotherapie mit Zytostatika ist die Tatsache, dass die Synthese des genetischen Materials, der DNA, die Zellteilungsrate/Mitoserate einer ausgeprägten Rhythmik unterliegen [347], [348].

Abbildung 11.1 zeigt beispielhaft, wie unterschiedlich in Phase und Amplitude solche DNA-Rhythmen in verschiedenen Abschnitten des Magen-Darm-Traktes und in weiteren Organen (Knochenmark, Hornhautepithel, Hoden, Blase, Thymus) der Maus sind. Zusätzlich sind bei Nagern auch jahreszeitliche Variationen in der DNA-Synthese zu beobachten. Dies zeigten schon sehr frühe Untersuchungen von Scheving et al. [347], [348] an Mäusen (s. Abb. 11.1). Auch die DNA-Synthese im menschlichen Knochenmark ist ausgeprägt rhythmisch, wie Smaaland et al. [349] überzeugend in Untersuchungen an gesunden Probanden nachweisen konnten (s. Abb. 11.2 A).

Von therapeutischer Bedeutung für die Humanmedizin sind solche beispielhaft oben erwähnten Befunde über tageszeitliche Wirkungsunterschiede von Zytostatika bei Ratten und Mäusen, die wegweisend für klinische Studien an Tumorpatienten waren. Probleme für die Therapie mit Zytostatika ergeben sich vor allem aus der Tatsache, dass Zytostatika hochtoxische Substanzen sind, bei denen die therapeutisch erwünschten Effekte am Tumorgewebe oft durch die Toxizität der Verbindung am gesunden Gewebe

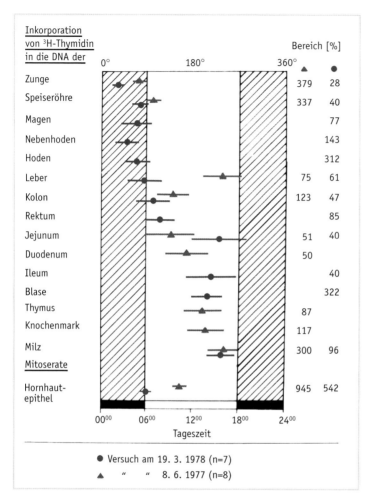

Abb. 11.1: 24-Stunden-Rhythmen in der Synthese von Desoxyribonucleinsäure (DNA) in 15 Organen der Maus und in der Zellteilungsrate (Mitoserate) des Hornhautepithels. Angegeben ist jeweils das Maximum des 24-Stunden-Rhythmus und die 95 % Vertrauensgrenzen sowie die prozentuale Änderung vom niedrigsten zum höchsten Wert. Nach Lit. [347].

begrenzt werden, darüber hinaus sind ihre Angriffspunkte (s. Abb. 11.2 B) sehr unterschiedlich, was wesentlich auch ihre Toxizität bestimmt. In der tierexperimentellen Pharmakologie konnte unter Berücksichtigung der tageszeitlich unterschiedlichen Applikationszeit von Zytostatika eindeutige Erfolge und Fortschritte in der Behandlung mit Zytostatika nachgewiesen werden, die Ausgangspunkt für eine Übertragung einer Chronotherapie bei menschlicher Tumoren waren. Hierzu einige Beispiele.

Eine sehr frühe Studie wurde von Avery und Mitarbeitern [350] durchgeführt. Sie injizierten licht-dunkel-synchronisierten weiblichen Mäusen eines bestimmten Inzuchtstammes intraperitoneal eine Million L-1210-Aszites-Tumorzellen, danach wurden diese Tiere zu verschiedenen Zeiten mit Cyclophosphamid behandelt (s. Abb. 11.3). Die akute Toxizität auf Cyclophosphamid, vor allem bei höherer Dosierung, war um mehr als die Hälfte niedriger, wenn das Pharmakon zwischen 18 und 21 Uhr appliziert wurde, im Vergleich zur Injektion zwischen 6 und 9 Uhr morgens. Entsprechend waren

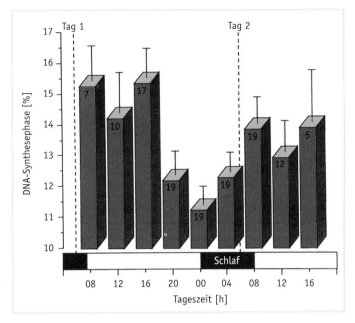

Abb. 11.2 A: DNA-Synthe serate im menschlichen Knochenmark von gesunden Probanden. Von Interesse ist, dass diese Untersuchungen über 30 Stunden durchgeführt wurden. Die Zahl der Ratten ist in den Säulen angegeben. Aus Lit. [349].

auch circadiane Unterschiede in der Heilungsquote in Abhängigkeit vom Injektionszeitpunkt zu beobachten (s. Abb. 11.3). Die Heilungsquote der Tiere, die nicht akut unter Cyclophosphamid gestorben waren, war bei Applikation einer Dosis von 360 mg/kg zwischen 18 und 21 Uhr mit 50 % geheilter Tiere signifikant höher als im Vergleich zu Tieren, die mit der gleichen Dosis zwischen 6 und 9 Uhr morgens behandelt wurden. Diese Befunde weisen deutlich darauf hin, dass bei Berücksichtigung der Injektionszeit die Mortalität auf ein Zytostatikum bei gleichzeitiger Verbesserung der Heilungsquote gesenkt werden kann.

Untersuchungen an Nagern haben wesentlich dazu eigetragen, dass Zytostatika dann auch beim Menschen zu verschiedenen Tageszeiten appliziert wurden. So konnten als eine der ersten die Arbeitsgrupen von Scheving, Hrus-

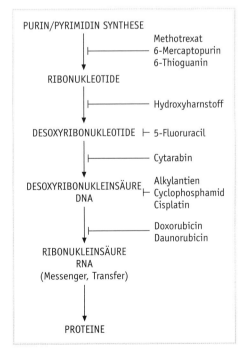

Abb. 11.2 B: Angriffspunkte von Zytostatika.

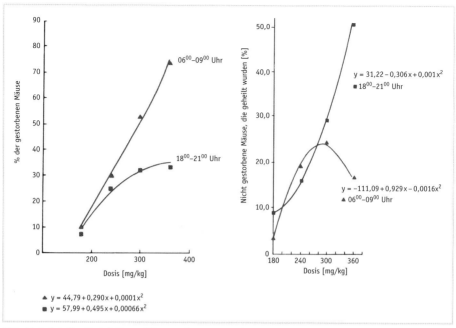

Abb. 11.3: Relative Mortalität von Mäusen mit L-1210-Leukämie, die mit verschiedenen Dosen von Cyclophosphamid entweder zwischen 6–9 Uhr oder 18–21 Uhr behandelt wurden (n= 60) (links). Prozentuale Heilungsquote dieser leukämischer Mäuse, die nicht durch Cyclophosphamid getötet wurden (rechts). Nach Lit. [350].

hesky, Levi und Focan (Übersichten s. [346], [348], [351], [352], [353], [354], [355], [356], [357], [358], [346], [373]) in tierexperimentellen und klinischen Untersuchungen eine Chronopharmakologie von Zytostatika nachweisen. Dies gilt z. B. für Platin-Analoga, wie Cisplatin. So war z. B. die Toxizität von Cisplatin bei Ratten ausgeprägt von der circadianen Phasenlage abhängig, an dem dieses Zytostatikum den nacht-aktiven Tieren gegeben wurden (s. Abb. 11.4).

Wie die Abbildung 11.4 zeigt war die renale Toxizität von Cisplatin wesentlich größer, wenn das Zytostatikum in der Mitte der Ruheperiode der Ratten gegeben wurde als in der Mitte der Aktivitätsperiode in der Nacht.

Aufgrund dieser (und zahlreicher weiterer tierexperimenteller) Untersuchungen haben diese klinischen Forscher die tierexperimentellen Befunde auf den Menschen „übertragen", in dem sie Cisplatin entsprechend in der humanen Aktivitäts- und Ruheperiode infundierten. Dabei zeigte sich – erwartungsgemäß -, dass die zum Ende der Ruheperiode infundierte Menge an Cisplatin zu höheren renalen Ausscheidungen von Cisplatin führte als am Ende der Aktivitätsperiode, wie Abbildung 11.5 zeigt [359].

In einer der ersten klinischen chronopharmakologischen Studien bei Patienten mit einem Ovarialkarzinom wurde daher Cisplatin in einer Kombinationstherapie mit Adriamycin (Doxorubicin) zu verschiedenen Tageszeiten infundiert [360], einmal Adriamycin um 6:00 Uhr und Cisplatin um 18:00 h bzw. Adriamycin um 18:00 h und Cisplatin um 6:00 h. Die Ergebnisse bei 31 Patientinnen in 247 Behandlungszyklen sind in Tabelle 11.1 wiedergegeben.

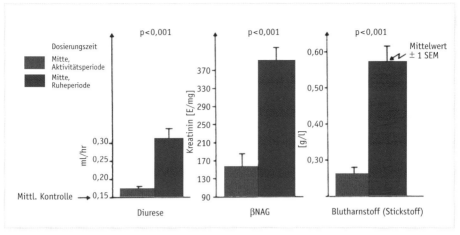

Abb. 11.4: Auswirkung von Cisplatin, das bei Ratten in der Mitte der Aktivitätsperiode bzw. in der Mitte der Ruheperiode gegeben wurde, auf die Diurese, renale Enzymaktivitäten (β-NAG) und die Blutharnstoffkonzentration. Nach Lit. [351].

Diese ersten Ergebnisse einer Chronotherapie bei Karzinompatientinnen zeigten, dass bei morgendlicher Infusion von Cisplatin die Nebenwirkungen geringer waren bei gleichzeitiger Verlängerung des Infusionsintervalls und einer verminderten Dosis. Diese Studien konnten zwar noch keine Überlegenheit in der Heilungsquote zeigen, jedoch eine deutliche Verminderung der Komplikationen, d. h. Vergrößerung der therapeutischen Breite, die bei der Behandlung mit Zytostatika eine große Rolle spielt.

Damit wurde beim Menschen durch eine Chronotherapie zunächst einmal die Toxizität der Zytostatika Doxorubicin und Cisplatin durch den Applikationszeitpunkt beeinflusst. So war die durch Doxorubicin bedingte Neutropenie bei Gabe um 6 Uhr morgens um 43 % geringer als bei Gabe um 17 Uhr, während die Nephrotoxizität von Cis-

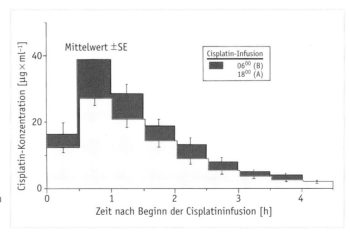

Abb. 11.5: Urinausscheidung an Cisplatin bei Infusion um 6:00 h bzw. um 18:00 h beim Menschen. Nach Lit. [359].

Tab. 11.1: Auswirkungen einer zytostatischen Chronotherapie mit Adriamycin (Doxorubicin) und Cisplatin bei 31 Patientinnen (oben) bzw. in 247 Behandlungszyklen (unten) mit Ovarialkarzinom. Nach Lit. [360].

Patienten	Adriamycin 6 Uhr + Cisplatin 18 Uhr (n = 5)	Cisplatin 6 Uhr + Adriamycin 18 Uhr (n = 16)
Dosisreduktion und Intervallverlängerung	40 %	81 %
Komplikationen (Transfusionen, Infekte, Blutungen)	53 %	87 %

Patienten	Adriamycin 6 Uhr + Cisplatin 18 Uhr (n = 115)	Cisplatin 6 Uhr + Adriamycin 18 Uhr (n = 132)
Dosisreduktion	9 %	31 %
Intervallverlängerung	4 %	17 %
Komplikationen (Transfusionen, Infekte, Blutungen)	23 %	44 %

platin bei Zytostatikagabe um 17 Uhr um ca. 25 % geringer war als bei Applikation am frühen Morgen. Auch das Cisplatin-bedingte Erbrechen war um 18 Uhr drastisch geringer.

Folgeuntersuchungen über 5 Jahre an diesem eher kleinem Patientinnenkollektiv wiesen aber dann bereits darauf hin, dass möglicherweise auch die Überlebenszeit bei zeitspezifizierter Infusion von Cisplatin länger war als bei Nichtbeachtung der Infusionszeit der Zytostatika innerhalb eines Tages, dabei war eine leichte Überlegenheit der morgendlichen Infusion von Cisplatin zu beobachten (s. Abb. 11.6). Interessantweweise bewirkte der Wechsel zwischen den beiden chronotherapeutischen Ansätzen die beste Überlebenszeit, allerdings ist wegen der geringen Patientzahl eine endgültige Folgerung nicht möglich.

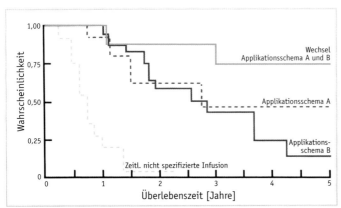

Abb. 11.6: Überlebenszeit unter einer konventionellen Therapie des Ovarialkarzinoms mit Doxorubicin und Cisplatin und einer zeitspezifizierten (A: Cisplatin 18:00 h, Doxorubicin 6:00 h; B: Cisplatin 6:00 h, Doxorubicin 18:00 h, bzw. einem Wechsel zwischen beiden Chronotherapien bei Patientinnen mit Ovarialkarzinom. Nach Lit. [359].

Kinder mit myoblastischer Leukämie

Gabe von 6-Mercaptopurin	morgens	abends
Halbwertszeit (h)	2,9 h	7,1 h
Myelotoxizität	↑	↑ ↑ ↑

Abb. 11.7: Halbwertszeit von Mercaptopurin nach chronischer Gabe bei Kindern mit akuter lymphatischer Leukämie und resultierende Myelotoxizität. Daten aus Lit. [363].

In den letzten Jahren wurden mehr als 30 Zytostatika in Tiermodellen untersucht, wobei die Verträglichkeit in Abhängigkeit vom circadianen Rhythmus bei Ratten und Mäusen um mehr als 50 % variierte (s. [346], [348], [353]). Obwohl auch hier eine tageszeitunterschiedliche Pharmakokinetik eine Rolle spielen könnte (s. Abb. 11.7 u. 11.8), sind jedoch im wesentlichen Rhythmen auf zellulärer Ebene für die Chronopharmakologie der Zytostatika verantwortlich. Eine Zusammenfassung verschiedener Phasen I, II und III Studien ist in Lit. [353], [361] und [362] zusammengestellt.

Ein weiteres Beispiel sei erwähnt: Bei Kindern mit akuter lymphatischer Leukämie wurde gezeigt, dass unter chronischer Therapie mit Mercaptopurin dessen Eliminationshalbwertszeit bei abendlicher Applikation signifikant länger war ($t^{1}/_{2}$ = 7,1 h) als nach morgendlicher Gabe ($t^{1}/_{2}$ = 2,9 h), wie Abbildung 11.7 zeigt [363].

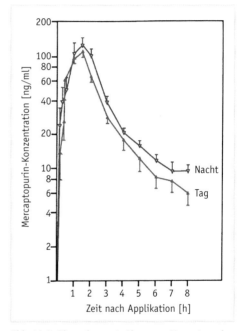

Abb. 11.8: Plasmakonzentrationen an Mercaptopurin nach abendlicher bzw. morgendlicher Gabe bei Kindern mit lymphatischer Leukämie. Nach Lit. [363].

Gleichzeitig war die Myelotoxozität von Mercaptopyrin abends größer als morgens, was die Autoren auf die größere Verfügbarkeit am Abend zurückführten (s. Abb. 11.8). In Übereinstimmung mit diesen Befunden konnten Rivard et al. [364] bereits früher zeigen, dass die abendliche Gabe von Mercatopurin zu einer größeren Remissionsrate führte, wie aus der Kaplan-Meier-Analyse (s. Abb. 11.9.) hervorgeht.

Im Allgemeinen wird davon ausgegangen, dass eine konstante Infusion eines Pharmakons auch zu konstanten Plasmakonzentrationen führt: Dies war jedoch bei einer Infusion von 5-FU nicht der Fall (s. Abb. 3.10). Da 5-FU bedeutsam durch das Enzym Dihydropyrimidin-Dehydrogenase (DPD) inaktiviert wird, folgerten die Autoren [365], dass die Rhythmik in den 5-FU-Plasmakonzentrationen durch die Rhythmik in der Metabolisierung bedingt sein könnte (s. Abb. 11.10). Interessanterweise wurde eine Rhythmik in den Plasmakonzentrationen von 5-FU sowohl nach Monotherapie (s.

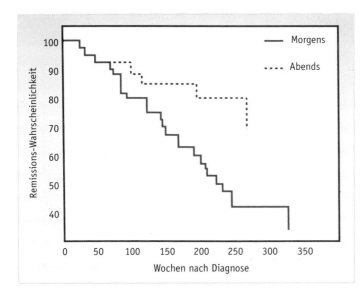

Abb. 11.9: Kaplan-Meier-Analyse der Wahrscheinlichkeit der kompletten Remission (Ordinate: %; Abszisse: Wochen nach Diagnose) bei 118 Kindern mit lymphoblastischer Leukämie unter Therapie mit Mercaptopurin, entweder abends oder morgens gegeben. Daten aus Lit. [364].

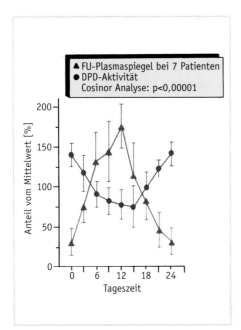

Abb. 11.10: Monotherapie mit einer Infusion von 5-FU (250 mg/kg/ml/d) bei 7 Patienten mit gastro-intestinalen Tumoren. Rot: Aktivität der Dihydropyrimidin-Dehydrogenase (DPD) in Monozyten, blau: Plasmakonzentrationen von 5 FU, Maximalwert um 12 Uhr. Nach Lit. [365].

Abb. 11.10) als auch nach Kombinationstherapie (s. Abb. 3.9 u. Abb. 11.11) nachgewiesen, mit unterschiedlichem zeitlichen Auftreten der Maximalwerte. Diese Diskrepanz wurde auf unterschiedliche Dosen an 5-FU und/oder auf eine zusätzliche Kombinationstherapie zurückgeführt (siehe [353]). Die täglich wiederholte Rhythmik in den Plasmakonzentrationen zeigt deutlich die Abbildung 11.11.

In der Folge haben die chronokinetisch/chronodynamischen Befunde an Nagern und onkologischen Patienten dazu geführt, dass ambulant zu tragende Infusionspumpen mit mehreren Kanälen entwickelt wurden, mit denen es möglich war, die Arzneistoffabgabe sinusoidal zu programmieren (s. [353], 362]). Ein solches rhythmisches Infusionsprogramm ist in Abbildung 11.12 dargestellt, das bei Patienten mit kolorektalem Tumor für eine Kombinationstherapie mit 5-FU, Folinsäure und Oxaliplatin eingesetzt wurde [362].

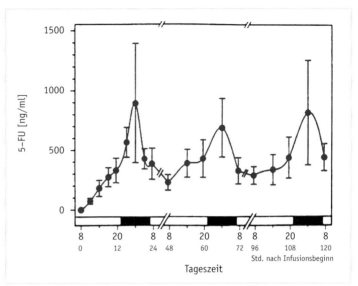

Abb. 11.11: Plasmakonzentrationen von 5-FU nach chronischer Infusion (600 mg/ml/d) über Tage bei Patienten mit Kolonkarzinom, die eine Kombinationstherapie aus 5-FU, Folinsäure und Oxaliplatin erhielten, Maximalkonzentrationen traten um 4 Uhr auf. Nach Lit. [366].

Neben der Möglichkeit, mit dieser chronomodulierten Infusion höhere Dosen der Zytostatika bei gleicher Toxizität applizieren zu können – und damit bessere Antitumorwirksamkeit – war es auch ein Ziel dieser Therapie, die Metastasen soweit reduzieren zu können, dass eine anschließende Resektion des Tumorgewebes möglich war.

Derzeit werden zahlreiche multizentrische europäische Studien unter Leitung der EORCT (European Organisation of Rhythm Controlled Therapy) durchgeführt, mit denen eine Chronotherapie mit Zytostatika bei den verschiedensten Tumorerkrankungen mit einer konventionellen Therapie verglichen werden, um an großen Kollektiven den Stellenwert einer chronomodulierten Therapie onkologischer Erkrankungen zu validieren, siehe auch Lit. [362].

Zusammenfassend ist festzuhalten: Die derzeit publizierten Studien weisen darauf hin, dass eine Chronotherapie mit Zytostatika – basierend auf der zugrundeliegenden Rhythmik in Genexpression, DNA-Synthese und Mitoserate des gesunden bzw. des Tumorgewebes – einen therapeutisch vielversprechenden Therapieansatz darstellt, um die Nebenwirkungen einer Zytostatikatherapie zu reduzieren, die Lebensqualität zu erhöhen, und um möglicherweise die Überlebensrate dieser Patienten zu verbessern (s. Abb. 11.13 und 11.14).

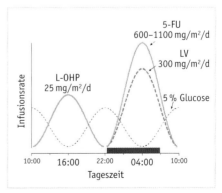

Abb. 11.12: Chronomodulierte Therapie mit 5-FU, Folinsäure und Oxaliplatin bei Patienten mit kolorektalem Tumor. Die Infusion wurde mit sinusoidal programmierbaren Infusionspumpen durchgeführt. Aus Lit. [362].

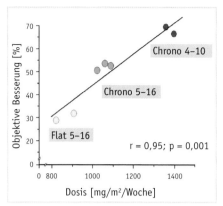

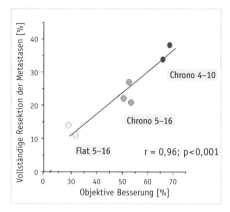

Abb. 11.13: Vergleich zwischen konstanter (Flat) und chronomodulierter (Chrono) Infusion von Zytostatika bei Patienten mit metastasierendem kolorektalem Tumor. Jeder Punkt bedeutet eine klinische Studie. Angegeben sind die Infusionstage und das therapiefreie Intervall (a-b). Bei chronomodulierter Therapie konnten höhere Dosen appliziert werden, die zu einer Verbesserung der Ansprechrate führten als eine konstante Infusionsrate. Aus Lit. [361], [362].

Abb. 11.14: Vergleich einer konstanten Infusion von Zytostatika (Flat) mit einer chronomodulierten Therapie (Chrono) auf die Korrelation zwischen Ansprechbarkeit der Therapie und vollständiger Resektion der Metastasen, jeder Punkt bedeutet eine klinische Studie. Angegeben sind die Infusionstage und das therapiefreie Intervall (a-b). Eine chronomodulierte Therapie war einer konstanten signifikant überlegen. Nach Lit. [361], 362].

12.
Jetlag

Während Christoph Columbus mit seiner „Santa Maria" langsam über den Atlantik dümperte, gehört heute das schnelle Überschreiten mehrerer Zeitzonen zum touristischen Alltag. Im Gegensatz zu Columbus, der wegen der langsamen Überfahrt keine Symptome der Zeitzonenverschiebung entwickeln konnte, kann sich dies beim Flugtouristen rächen: Nach Flügen über mehrere Zeitzonen können Symptome des „Jetlag", d. h. Störungen der inneren Uhr, auftreten. Sie äußern sich in Befindlichkeitsstörungen, wie Schlafstörungen, Konzentrations- und Aufmerksamkeitseinschränkungen, aber auch Körperfunktionen sind davon betroffen. Dies gilt für die Nierenfunktionen, die Körpertemperatur, die Konzentration von körpereigenen Hormonen (z. B. Cortisol, Melatonin), bis hin zur Beeinflussung des Herz-Kreislaufsystems (z. B. Blutdruck, Puls), wie in Tabelle 12.1 dargestellt.

Die Rhythmik der inneren Uhr ist auch für das Verständnis der Jetlag Symptomatik von Bedeutung. Die innere Uhr des Menschen hat keine exakte 24-Stunden-Periodik, sondern weist eine Rhythmik von **etwa** 24 Stunden auf, darauf wurde bereits eingangs hingewiesen. Da sie ein biologisches Substrat im Gehirn ist, kann sie nach einem transmeridianenen Flug auch nicht sofort wie eine Armbanduhr auf die neue Zeit am Zielort umgestellt werden. Untersuchungen beim fliegenden Personal haben gezeigt (s. Tab. 12.1), dass nach einer Zeitzonenverschiebung von 6 Stunden (Flug Frankfurt – New York) rhythmische Körperfunktionen, wie die in der Körpertemperatur, im Schlaf-Wach-Rhythmus, oder der Cortisolkonzentration 2 bis 18 Tage brauchen, um sich den neuen Zeitstrukturen anzupassen [367].

Tab. 12.1: Individueller Readaptationsbereich nach einem Flug über 6 Zeitzonen. Nach Lit. [367].

Zeitzonenüberschreitung von 6 Stunden Individueller Readaptationsbereich von 1,7–17,9 Tagen	
Rhythmischer Parameter	Mittlere Readaptationszeit
Herzfrequenz	2–3 Tage
Schlaf-Wach-Rhythmus	2–3 Tage
Leistungsfähigkeit	2–3 Tage
Körpertemperatur	5 Tage
Plasma-Cortisol	8 Tage

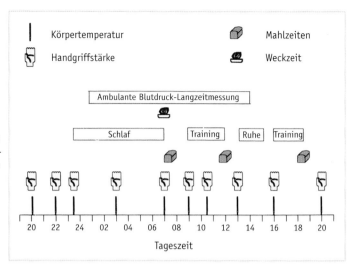

Abb. 12.1: Studiendesign der Jetlag-Studie bei Athleten (Turnen), bei denen zahlreiche Körperfunktionen gemessen wurden. Unter allen Bedingungen waren definierte Trainingseinheiten zu absolvieren. Aus Lit. [367], [368].

Es bestehen also sehr große Unterschiede in der individuellen Geschwindigkeit der Readaptation der inneren Uhr an die neuen Zeitgeber am Zielort. Somit sind die Symptome des Jetlag Folge der zeitlich unterschiedlichen Geschwindigkeit der Anpassung verschiedener körpereigener Rhythmen. Jetlag führt zu einer internen Desynchronisation von Rhythmen, solange diese Rhythmen nicht wieder mit den Umweltsignalen und untereinander synchronisiert sind. Dies wird schon aus Tabelle 12.1 ersichtlich, die zeigt, dass sich die Puls- und Schlaf-Wach-Rhythmik schneller anpassen als z. B. die Rhythmik in der Körpertemperatur oder der Cortisolkonzentration im Plasma.

An Spitzenathleten der deutschen Olympiamannschaft, die an Wettkampfvorbereitungen in Atlanta (USA; 6 Zeitzonen) bzw. in Osaka (Japan; 10 Zeitzonen) teilnahmen, konnten wir im Vergleich zum Ausgangsstandort in Deutschland zahlreiche Funktionen bis zu 11 Tagen nach Ankunft am Zielort „rund um die Uhr" untersuchen [369]. Dazu wurden Blutdruck und Herzfrequenz mittels der ambulatorischen 24-Stunden-Blutdruckmessung (ABPM) erfasst, sowie die Jetlag-Symptomatik, die Trainingsleistung, Körpertemperatur und Handgriffstärke, und die Konzentrationen von Cortisol und Melatonin im Speichel. Das Studiendesign zeigt die Abbildung 12.1.

Abbildung 12.2. zeigt, dass die Jetlag-Symptomatik nach dem Westflug bis 6 Tage, nach dem Ostflug sogar 7 Tage nach Ankunft anhielt. Dies, obwohl die Sportler körperlich äußerst aktiv waren, was nach den allgemeinen Regeln die Adaptation an die neue Zeitzone beschleunigen soll.

Das primäre Ziel der Studie war, den Einfluss einer Zeitzonenverschiebung auf das 24-Stunden-Profil in Blutdruck und Herzfrequenz zu untersuchen, da solche Messungen mittels ABPM über mehrere Tage nach Ankunft am Zielort bisher nicht durchgeführt worden waren. Abbildung 12.3. zeigt nun, dass selbst elf Tage nach Westflug subtile, aber statistisch signifikante Veränderungen nachweisbar waren: So war ein signifikanter Anstieg im Blutdruck und eine Zunahme der harmonischen Oberschwingungen festzustellen [369], deutlich zu sehen an den stärkeren Fluktuationen in Abbildung 12.3. Unter körperlicher Belastung (Trainingseinheiten) war der Anstieg in Blutdruck

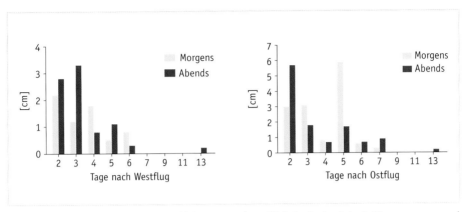

Abb. 12.2: Jetlag-Symptomatik bei Hochleistungssportlern (digitale Analogskala 0–10 cm, morgens und abends bestimmt) nach West- bzw. Ostflug über 6 bzw. 10 Zeitzonen. Nach Lit. [368].

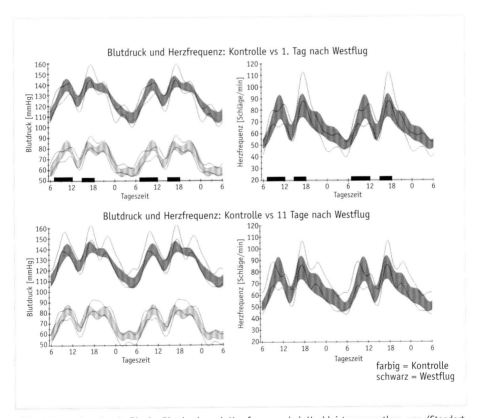

Abb. 12.3: 24-Stunden-Profile in Blutdruck und Herzfrequenz bei Hochleistungssportlern vor (Standort Deutschland) und nach einer Zeitzonenverschiebung von 6 Stunden (Atlanta, USA), gemessen mittels ABPM. Dargestellt sind die Profile und die 95 % Vertrauensgrenzen nach dem 1. und 11. Tag nach Ankunft in Atlanta [368]. Die Auswertung erfolgte mit dem Programm WIN-ABPM-FIT [212].

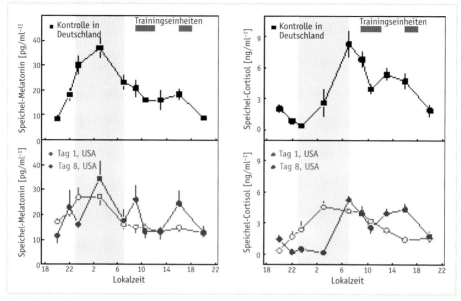

Abb. 12.4: Profile in der Speichelkonzentration von Melatonin und Cortisol vor (oberer Teil) und nach einem Westflug (unterer Teil), nach Lit. [368].

und Herzfrequenz auch nach 11 Tagen erhöht, was auf eine vermehrte körperliche Belastung durch die Zeitzonenverschiebung hinweist [369]. Nach dem Ostflug hingegen fiel der Blutdruck ab [369], was weder bisher beschrieben wurde noch erklärt werden kann.

Erwartungsgemäß waren bis 11 Tage nach West- und Ostflug massive Störungen in der circadianen Rhythmik der Hormone Cortisol und Melatonin [369] nachzuweisen, wiederum, obwohl die Sportler körperlich aktiv waren. In Abbildung 12.4. sind die Befunde nach dem Westflug dargestellt.

Damit bestätigten diese Befunde, dass vor allem in den ersten Tagen nach einer schnellen Zeitzonenüberschreitung die Leistungsfähigkeit massiv eingeschränkt ist. Ein schönes Beispiel, wie man das vermeiden kann, zeigt ein Bericht aus der Frankfurter Allgemeinen Zeitung (s. Abb. 12.4): Die innere Uhr braucht Zeit, um sich umzustellen, gering sind diese Änderungen am 1.Tag.

Jetlag: Was ist zu tun?

Kann man den Jetlag vermeiden? Auf Grund des oben Gesagten wird deutlich, dass Jetlag nicht vermeidbar ist. Es gibt keine Methode, kein Verfahren, keine Pille, die das Auftreten von Jetlag verhindern oder dessen Symptome beseitigen könnte!

Kann man wenigstens die Readaptation an die Umweltbedingungen (Zeitgeber) des Zielortes beschleunigen? Die wichtigste Information ist, dass unsere inneren Uhr(en) schlicht Zeit brauchen, um sich den neuen Umweltsignalen anzupassen. Damit müssen wir leben. Aber es gibt Hilfen, die eine schnellere Anpassung ermöglichen. Folgende Verfahren/Maßnahmen werden angewendet:

Frankfurter Allgemeine Zeitung
16. 2. 2001, Nr. 40, Seite 39

SHIGAKOGEN (sid). Nicht einmal 24 Stunden hat sich Hermann Maier in Japan aufgehalten, die Ausbeute war dennoch maximal. Mit zwei perfekten Läufen gewann der österreichische Doppel-Olympiasieger den Weltcup-Riesenslalom in Shigakogen ...

Im Gegensatz zur Konkurrenz, die bereits am Montagabend anreiste und mit dem Zeitunterschied von acht Stunden kämpfte, war Maier erst am Mittwochabend in Japan eingetroffen. Anschließend hielt er nach eigenen Worten „eine kleine Siesta", fuhr „gut ausgeschlafen" das Rennen und reiste danach unverzüglich weiter zu den vorolympischen Rennen in der kommenden Woche in Salt Lake City in den Vereinigten Staaten. Das Geheimnis seiner Munterkeit war schnell erklärt: „Für mich war's hier ein Nachtrennen", behauptete Maier. „Ich bin abends geboren, deshalb bin ich ein absoluter Nachtmensch."

Vor dem Abflug täglich seine Schlafenszeit um eine Stunde verschieben, um damit den Jetlag bzw. das Ausmaß der Zeitzonenverschiebung abzumildern. Nachteil: Dieses Verfahren stört zu sehr den gewohnten Tagesablauf am Heimatort, es ist aufwendig, bedingt eine genaue Planung, in der Regel kaum praktizierbar. Allerdings ist dies Verfahren bei Sportlern erfolgreich praktiziert worden.

Die sog. Jetlag-Diät – von Charles Ehret [370] – bei Flug nach Westen: proteinreiche Nahrung, da sich der Tag verlängert; bei Flug nach Osten: kohlenhydratreiche Nahrung, da sich der Tag verkürzt – ist weder wissenschatlich eindeutig untermauert, noch praktikabel.

Wie bereits erwähnt, gibt es keine Anti-Jetlag-Pille. Die häufig erwähnten kurzwirksamen Benzodiazepine können lediglich das Schlafbedürfnis verbessern. Sie haben aber den Nachteil, dass auch sie einen Hang-over nach sich ziehen können, die individuell unterschiedliche Empfindlichkeit auf Benzodiazepine ist sehr groß!

Andere Verfahren haben sich als wirkungsvoller erwiesen, auch wenn nicht jeder davon profitiert:

Die Einnahme von Melatonin – ein körpereigenes Hormon, dass beim Menschen de facto nur nachts von der Epiphyse ausgeschüttet wird und als Zeitgeber der Schlafphase fungiert – kann die Jetlag Symptomatik vermindern und die Anpassungszeit am Zielort verkürzen. Verschieden Studien haben gezeigt, dass unter Melatonin die Schlafqualität zunimmt, Wachheit und Leistungsbereitschaft verbessert wird, Melatonin wirkt jedoch nicht bei allen Menschen. Die Gruppe von J. Arendt [371], Universität Surrey, England, konnte bei über 500 Personen unter Melatonin eine Verminderung der Jetlag Symptomatik im Mittel von 50 % nachweisen. Melatonin ist jedoch in der Bundesrepublik nicht (leider) als Arzneimittel zugelassen. In den USA ist es ein Nahrungsergänzungsmittel und unterliegt damit nicht den strengen arzneimittelrechtlichen Bestimmungen. Es ist daher Vorsicht mit den im Handel befindlichen Präparaten angezeigt, da ihr Reinheitsgrad nicht sicher ist, zusätzlich häufig Beimengungen anderer Substanzen erfolgt.

Körperliche Aktivität am Zielort, auch wenn die eigene innere Uhr Nacht anzeigt, kann helfen, sich schneller an die neuen Umweltsignale anzupassen. Körperliche Aktivität ist ein sog. „nicht-photischer" Zeitgeber für die innere Uhr, der die Readaptationszeit verkürzen und die Symptomatik mildern kann. Die o. e. Leistungssportler hatten aber trotz hoher körperlicher Aktivität im Mittel bis 6 Tage nach Ankunft am Zielort Symptome des Jetlag und eine verminderte sportliche Leistungsfähigkeit [369]!! Man sieht, Aktivität hilft, ist aber kein Allheilmittel.

Exposition auf helles Licht am Zielort ist offensichtlich sehr geeignet, sich an die neuen Licht-Dunkel-Signale etwas schneller anzupassen. Licht (s. Abb. 1.3) ist mit der wichtigste Zeitgeber der inneren Uhr, Licht wird als „photischer" Zeitgeber der inneren Uhr bezeichnet. Dabei ist im einzelnen zu beachten, dass Licht zu verschiedenen Phasen des 24-Stunden-Tages körpereigene Rhythmen vor- oder nach verschieben kann. Abflugzeit, Flugdauer und Ausmaß der Zeitzonenverschiebung sind somit auf entsprechenden Skalen einzukalkulieren.

Fazit: Jetlag ist Ausdruck einer Störung der Synchronisation der inneren Uhr(en) mit äußeren Zeitgebern. Ein Flug über mehrere Zeitzonen führt zu einer internen Desynchronisation biologischer Rhythmen, die sich nach Ankunft am Zielort mit unterschiedlichen Geschwindigkeiten an die neuen Zeitgeber anpassen. Auftreten von Jetlag ist individuell sehr unterschiedlich, ältere Menschen leiden stärker als jüngere, eine Gewöhnung gibt es de facto nicht. Fliegen wir über mehrere Zeitzonen, müssen wir mit dem Auftreten dieser Störung rechnen, wir können sie nicht vermeiden – oder wir dürfen nicht fliegen – , aber wir können uns auf sie vorbereiten und ihre Symptome abmildern. Die größte Hilfe zur Überwindung ist die Kenntnis über die Ursachen dieser Befindlichkeitsstörung. In unserer genetischen Erbmasse war offensichtlich nicht vorgesehen, dass wir uns einmal so schnell über viele Zeitzonen hinwegbewegen würden. Das Seefahrerleben des Christoph Columbus war sicher gefährlicher, aber er hatte nicht unter Jetlag zu leiden.

Literatur

[1]   Schedel H. Weltchronik 1493. Nachdruck, Taschen GmbH, 2001
[2]   Murat JA. De l'Influence de la Nuit sur les Maladies, ou Traité des Maladies nocturnes. Bruxelles, Weissenbruch, 1806
[3]   Virey JJ, Thèse Med., Université Paris, 1814
[4]   Aschoff J, Wever R. Naturwiss 49:337, 1962
[5]   Aschoff J. Klin Wschr 33:545, 1955
[6]   Aschoff J, Wever R. Fed Proc 35:236, 1976
[7]   Aschoff J. In: Biologische Rhythmen, 12. Deiseheimer Gespräch, p102,1987
[8]   Halberg F. Proc Roy Soc Med 56:253, 1963
[9]   Phillipens KMH. Int J Chronobiol 1:350, 1973
[10] Gautherie M, Gros Ch. In: Rhythmische Funktionen in biologischen Systemen. II. Teil (Lassmann G, Seitelberger F, Hrsg), Facultas-Verlag, Wien, p 121, 1977
[11] Aschoff J, Wever R. Fed Proc 35:2326, 1976
[12] Mattes A, Witte K, Hohmann W, Lemmer B. Chronobiol Int 8:460, 1991
[13] Zuther P, Witte K, Lemmer B. Blood Press Monit 1:347, 1996
[14] Zuther P, Lemmer B. Naunyn-Schmiedeberg's Arch Pharmacol, 367 (Suppl 1): R 124, 2003
[15] Bjarnason GA; Jordan RCK.; Wood PA; Li Q; Lincoln DW; Sothern RB.; Hrushesky WJM.; Ben-David Y. Am J Pathol 158:1793, 2001
[16] Storch KF; Lipan O; Leykin I.; Viswanathan N; Davis FC.; Wong WH.; Weitz CJ. Nature 417:78, 2002
[17] Augustinus. Confessiones XI/14, 397–398
[18] Kanabrocki EL, Scheving LE, Halberg F, Brewer RL, Bird TJ. Space Life Sci 4: 258, 1973.
[19] Lemmer B. Chronopharmakologie – Tagesrhythmen und Arzneimittelwirkung. Stuttgart, Wissenschaftliche Verlagsgesellschaft, 2nd ed, 1984.
[20] Lemmer B (ed). Chronopharmacology – Cellular and Biochemical Interactions. New York Basel, Marcel Dekker, 1989
[21] Lemmer B. (ed) From the Biological Clock to Chronopharmacology. medpharm Publ. Stuttgart, 1996
[22] Redfern P, Lemmer B (eds). Physiology and Pharmacology of Biological Rhythms. Handbook of Experimental Pharmacology Vol 125, Springer Berlin-Heidelberg-New York, 1997
[23] Rutenfranz J. Arzneim.-Forsch/Drug-Res 28:1867, 1978
[24] Hildebrandt G, Stratmann I. Int Arch Occup Environ Health 43:73, 1979
[25] Smolensky MH, Halberg F, Sargent F. In: Advances in Climatic Physiology (Ito S, Ogata K, Yoshimura H, Hrsg), Igaku Shoin, Tokyo, p 281, 1972
[26] Casper JH. Derkwürdigkeiten zur medizinischen Statistik und Staatsarzneikunde. Duncker & Humbolt, Berlin, 1846
[27] Arzneiverordnungen 2003. Arzneimittelkommission der deutschen Ärzteschaft (Hrsg.), Deutscher Ärzte-Verlag, Köln, 20. Auflage, 2003
[28] Reinberg A, Halberg F. Circadian chronopharmacology. Ann Rev Pharmacol 11:455–492, 1971
[29] Reinberg A, Smolensky MH (1983) Biological rhythms and medicine. Springer, Berlin, New York, 1983
[30] Sanctorius S. Methodi vitandorum errorum omnium qui in arte medica contingunt. Aubertum, Geneva, p 289, 1631
[31] Lemmer B. Rhythmen des Herzens – Tempus der Musik. Dtsch Med Wochenschr 127:2721, 2002
[32] Floyer J. The physician's pulse watch; or an essay to explain the old art of feeling the pulse and to improve it by the help of a pulse-watch. Smith and Walford, London 1707–1710
[33] Struthius J. Ars sphygmica. Königs, Basel, p 127ff, 1602
[34] Hales S. Statick des Geblüts, bestehend in neuen Erfahrungen an lebendigen Thieren. Rengersche Buchhandlung, Halle, 1748.
      Haemastatique ou le statique des animaux. De Monsieur, Paris, 1780

[35] Falconer W. Beobachtungen über den Puls. JH Heinsius, Leipzig, 1997

[36] Quantz JJ. Versuch einer Anweisung die Flöte traversiere zu spielen. JF Voß, Berlin, 1752.
      Quantz JJ. Nachdruck nach den Original Berlin 1752, CP Kant Nachfolger, Leipzig 1906

[37] Hufeland Chr W. Die Kunst das menschliche Leben zu verlängern. Akademische Buchhandlung
      Jena, 1797

[38] Autenrieth JHF. Handbuch der empirischen Physiologie.JF Heerbrandt, Tübingen 1801

[39] Basch S von. Z Klin Med 2:79, 1881

[40] Riva-Rocci S. Gazz Med Dir Torino 47:981, 1896

[41] Katsch G, Pansdorf H. Münch Med Wschr 69:1715, 1922

[42] Floyer J. A treatise of the asthma. London, R Wilkins & W Innis , 1698
      Floyer J. Traité de l'Asthme. Paris: PF Didot le jeune, p 121, 1761

[43] Caelius Aurelianus. De morbis acutis & chronicis J.C. Amman, recensuit, emaculavit, notulasque
      adjecit. Editio nova. Amsterdam, Wetsten, 1722

[44] Wirsung Christophorum. Arzney Buch. Johannem Mayer, Heidelberg, Faksimile-Nachdruck der
      Erstausgabe von 1568, Verlag Ernst Bloch, Rümikon, Schweiz, Exemplar-Nr. 28, p 102, 1995.

[45] Reinberg A. L'art et les secret du temps. Editions du Rocher, Paris, 2001

[46] Lemmer. Pharm Ztg – Sonderheft Westerland/Sylt, 15.9.1997

[47] Becciolini A, Romano S, Porciani S, Buricchi L, Benucci A, Casati V. In: Proc XIII Int Conf Int Soc
      Chronobiol, Publ House Il Ponte, Milano, p 11, 1981

[48] Goo RH, Moore JG, Greenberg E, Alazraki NP. Gastroenterology 93:515, 1987

[49] Lemmer B, Nold G. Br J clin Pharmacol 32: 627, 1991

[50] Armstrong S, Clarke J, Coleman G. Physiol Behav 21:785, 1978

[51] Lemmer B, Holle L. Chronobiol Int 8: 176, 1991.

[52] HollanderD, Kielb M, Rim E. Amer J Dig Dis 23:1125, 1978

[53] Wrobel J, Nagel G. Experientia 35:1581, 1979

[54] Reinberg A, Smolensky M. J Clin Pharmacokinetics 7:401, 1982

[55] Lemmer B, Bruguerolle B. Clin Pharmacokinet 26: 419, 1994

[56] Bruguerolle B, Lemmer B. Life Sci 52:1809, 1993.

[57] Lemmer B. J Pharm Pharmacol 51:887, 1999

[58] Lemmer B. (ed) From the Biological Clock to Chronopharmacology. medpharm Scientific Publ,
      Stuttgart, 1996.

[59] Redfern P, Lemmer B (eds). Physiology and Pharmacology of Biological Rhythms. Handbook of
      Experimental Pharmacology Vol 125, Springer Berlin-Heidelberg-New York, 1997

[60] Nakano S, Hollister LE. Clin Pharmacol Ther 33:453, 1983

[61] Nakano S, Watanabe K, Ogawa N. Clin Pharmacol Ther 27:274, 1980

[62] Langner B, Lemmer B. Eur J Clin Pharmacol 33: 619, 1988

[63] Kirby RS. Int J Clin Pract 52:75, 1998

[64] Lemmer B, Nold G, Behne S, Kaiser R. Chronobiol Int 8 :485, 1991

[65] Hla KK, Latham AN, Henry JA. Clin Pharmacol Ther 51:366, 1992

[66] Jespersen CM, Frederiksen M, Hansen JF, Klitgaard NA, Sorum C. Eur J Clin Pharmacol 36:613,
      1989

[67] zahlreiche Studien, siehe in: 188,

[68] Ronfeld RA, Wilner KD, Baris BA. Clin Pharmacokinet 32:50, 1997

[69] Bruguerolle B, Bouvenot G, Bartolin R, Manolis J. Therapie 43: 251, 1988

[70] Scheidel B, Lemmer B. Chronobiol Int 8: 409, 1991

[71] Lemmer B, Scheidel B, Blume H, Becker HJ. Eur J Clin Pharmacol 40: 71, 1991

[72] Menzel W. Acta Med Scand Suppl 108:166, 1940

[73] Petit E, Milano G, Levi F, Thyss A, Bailleul F, Schneider M. Cancer Res 48:1676, 1988

[74] Gerritzen F. Acta Med Scand Suppl Suppl 102:121, 1940

[75] Gerritzen F. Pflügers Arch Ges Physiol 238:438, 1937

[76] Phillipens KMH. Int J Chronobiol 1:350, 1973

[77] Mayersbach H von. Arch Toxicol 36:185, 1976

[78] Müller O. In: Chronobiology (Scheving LE, Halberg F, Pauly JE, eds) Thieme Publ, Stuttgart, p
      187, 1974

[79] Nair V, Casper R. Life Sci 8:1291, 1969
[80] Radzialowski FM, Bousquet WF. Life Sci 6 :2545, 1976
[81] Radzialowski FM, Bousquet WF. J Pharmacol Exp Ther 163:229, 1968
[82] Vesell ES. Pharmacology 1:81, 1968
[83] Jori A, Di Salle E, Santini V. Biochem Pharmacol 20:2965, 1971
[84] Chedid A, Nair V. Science 175:176, 1972
[85] Jori A, Caccia S, Di Salle E. Eur J Pharmacol 21:37, 1973
[86] Belanger PM, Labrecque G, Doré F. Trib Med 65 (Suppl):14, 1982
[87] Shaw G L, Falk, R T, Caporaso N E. Isaaq H J, Kase R G. Fox S D. Tucker M A. J Nat Cancer Inst 83:1573, 1990
[88] Pooley GE, Shively CA, Vesell ES. Clin Pharmacol Ther 24:726, 1978
[89] Shively CA, Simons RJ, Passananti GT, Dvorchuk BH, Vesell ES. Clin Pharmacol Ther 29:65, 1981
[90] Clench J, Reinberg A, Dziewankowska J, Ghata J, Dupont J. Chronobiologia 4:105, 1977
[91] Reinberg A. Arzneim.-Forsch/Drug Res 28:1861, 1978
[92] Ho KJ, Drummond JL. Amer J Physiol 229:1427, 1975
[93] Quincke H. Arch Exp Pathol Pharmakol 7:115, 1877
[94] Quincke H. Arch Exp Pathol Pharmakol 31:211, 1893
[95] Lemmer B. In: Topics in Pharmaceutical Sciences (Breimer DD, Speiser P, eds) Elsevier/North Holland Biomedical Press, p 49, 1981
[96] Koopmann MG, Krediet RT, Arisz L. Neth J Med. 28:416, 1985
[97] Koopman M G, Koomen GCM, Krediet RT, de Moor EAM, Hoek F J, Arisz L. Clin Sci 77:105, 1989
[98] Goldmann R. Clin Invest 30:1191, 1951
[99] Fijfar Z, Brod J. Quart J Med 19:221, 1950
[100] Goldman R, J Clin Invest 30:1191, 1951
[101] Jones RA, McDonald GO, Last JH, J Clin Invest 31:326, 1952
[102] Jores RA. Dtsch Arch Klin Med 175:244, 1933
[103] Nakamura S, Kobayashi Y, Tozuka, K. Tokue A, Kimura A, Hamada C. J Urol 156:1275, 1996
[104] Wesson LG. Medicine (Balt) 43:547, 1964
[105] Manfredini R, Gallerani M, Cecilia O, Boari B, Fersini C, Portaluppi F. Bit Med J 324:767, 2002
[106] Pons M, Schnecko A, Witte K, Lemmer B, Waterhouse JM, Cambar J. Amer J Physiol-Regul Integr C 271:R 1002, 1996
[107] Borgonio-Aguilar A, Witte K, Stahrenberg R, Lemmer B. Mech Ageing Dev 111:23, 1999
[108] Globig S, Witte K, Lemmer B. Chronobiol Int 16:305, 1999
[109] Beckett AH, Rowland M. Nature 204:1203, 1964
[110] Jones HB. Phil Trans R Soc (London) 135:335, 1845
[111] Dettli L, Spring P. Helv med Acta 4:921, 1966
[112] Krauer B, Dettli L. Chemotherapy 14:1, 1969
[113] Reinberg A, Zagula-Mally ZW, Ghata J, Halberg F. Proc Soc Exp Biol Med 124:826, 1967
[114] WalkerPY, Soliman KFA, Okonmah AD, Owasoyo JO, Walker CA. Res Commun Chem Pathol Pharmacol 37:483, 1982
[115] Groth U, Prellwitz W, Jähnchen H. Clin Pharmacol Ther 16:490, 1974
[116] Smith DF. Pharmacopsychiat 8:99, 1973
[117] Lemmer B, Winkler H, Ohm T, Fink M. Naunyn-Schmiedeberg's Arch Pharmacol 330:42, 1985
[118] Moore-Ede MC, Meguid MM, Fitzpatrick GF, Boyden CM, Ball MR. Clin Pharmacol Ther 23:218, 1978
[119] Reinberg A, Clench J, Aymard N, Galliot M, Bourdon R, Gervais P, Abulker C, Dupont J. J Physiol (Paris) 70:435, 1975
[120] Sturtevant FM, Sturtevant RP, Scheving LE, Pauly JE. Naunyn-Schmiedeberg's Arch Pharmacol 293:203, 1976
[121] Sturtevant RP, Jacobs DM, Garber SL. Pharmacology 22:243, 1981
[122] Gilliam DM, Collins AC. Experientia 39:998, 1983
[123] Sturtevant RP, Sturtevant FM, Pauly JE, Scheving LE. Int J Clin Pharmacol 16:594, 1978

[124] Minors DS, Waterhouse JM. Chronobiologia 7:465, 1980

[125] Dethlefsen U, Repges R. Med Klin 80:44, 1985

[126] Barnes PJ. In: Chronopharmacology (Lemmer B, ed). Marcel Dekker, New York Basel, p 53, 1989

[127] Reinberg A, Ghata J, Sidi E. J Allergy 34:323, 1963

[128] Lévi F, Reinberg A, Canon Ch. In: Arendt J, Minors DS, Waterhouse JM (eds) Biological Rhythms in Clinical Practice. London, Wright Publ, p 99, 1989

[129] Reinberg A, Sidi E, Ghata J. J Allergy Clin Immunol 36:279, 1965

[130] Lemmer B, Brühl T, Pflug B, Köhler W, Touitou Y. Eur J Endocrinol 130:472, 1994

[131] Smolensky MH. In: Chronopharmacology (Lemmer B, ed). Marcel Dekker, New York Basel, p 65, 1989

[132] Reinberg A. In: Chronopharmacology (Lemmer B, ed). Marcel Dekker, New York Basel, p 137, 1989

[133] Smolensky MH, D'Alonzo GE. In: Redfern P, Lemmer B (eds). Physiology and Pharmacology of Biological Rhythms. Handbook of Experimental Pharmacology Vol 125, Springer Berlin-Heidelberg-New York, p 205,1997

[134] Lemmer B. Pneumologische Notizen 2:18, 1995

[135] Lemmer B. Atemwegs-Lungenkrkh 20:570, 1994

[136] Wettengel R, Berdel D, Hofmann D, Krause J, Kroegel C, Kroidl RF, Leupold W, Lindemann H, Magnussen H, Meister R, Morr H, Nolte D, Rabe KF, Reinhardt D, Sauer R, Schultze-Werninghaus G, Ukena D, Worth H. Med Klin 93:639, 1998

[137] National Heart, Lung, and Blood Institute. Expert Panel report 2: Guidelines for the Diagnosis, and Management of Asthma [EPR-2]. National Institutes of Health, pub no 97–4051, 1997

[138] Lemmer B, Wettengel R. In: Pharmakotherapie – Klinische Pharmakologie (Lemmer B, Brune K, eds). Urban & Fischer, München Jena, 11. Auflage, p 313, 2001

[139] Scott PH, Tabachnik E, MacLeod S, Correia J, Newth C, Levison H. J Pediat 99:476, 1981

[140] Neuenkirchen H, Wilkens JH, Oellerich M, Sybrecht GW. Eur J Respir Dis 66:196, 1985

[141] Lemmer B. Internist 32:380, 1991

[142] Jonkman JHG, Borgström L, van der Boon WJV, de Noord O. E. Br J Clin Pharmac 26 :285, 1988

[143] Koeter GH, Postma DS, Keyzer JJ, Meurs H. Eur J Clin Pharmacol 28 :159, 1985

[144] Wempe JB, Tammerlings EP, Postma DS, Auffarth B, Teengs JP, Koeter GH. J Allergy Clin Immunol 90 :349, 1992

[145] Rabe KF, Jörres J, Nowak D, Behr N, Magnussen H. Am Rev Repir Dis 147:1436, 1993

[146] Gaultier C, Reinberg A, Gerbeaux J, Girard F. Resp Physiol;31:169, 1975

[147] Global Initiative for Chronic Obstructive Lung Disease (GOLD 2001). http://www.goldcopd.com/workshop/html, 2001

[148] Beeh KM, Welte T, Buhl R. Respiration 69:372, 2002

[149] Maesen FPV, Smeets JJ, Sledsens TJH, Wald FDM, Cornelissen PJG. Eur Repir J 8:1506, 1995

[150] Wilson AM, Lipworth B J. Thorax 54:20, 1999

[151] Postma DS, Sevette C, Martinat Y, Schlösser N, Aumann J, Kafé H. Eur Respir J 17:1083, 2001

[152] Dietzel K, Engelstätter R, Keller A. In: New Drugs for Asthma , Allergy and COPD, Hansel TT, Barnes PJ (eds). Prog Respir Res, Karger, Basel, 31:91, 2001

[153] Weinbrenner A, Hüneke D, Zschiesche M, Engel G, Timmer W, Steinijans VW, Bethke T, Wurst W, Drollmann A, Kaatz HJ, Siegmund W. J Clin Endocrinol Metab 87:2160, 2002

[154] Pincus DJ, Szefler SJ, Ackerson LM, Martin RJ. J Allergy Clin Immunol 95:1172, 1995

[155] Brocks DR, Upward J, Davy M, Howland K, Compton C, McHugh C, Dennis MJ. Br J Clin Pharmacol 44:289, 1997

[156] Knapp MS, Pownall R. Allergologie 3:226, 1980

[157] Reinberg A, Levi F, Guillet P, Burke JT, Nicolai A. Eur J Clin Pharmacol 14:245, 1978

[158] Reinberg A, Sidi E. J Invest Dermatol 46:415, 1966

[159] International Rhinitis Management Working Group. International Consensus Report on the Diagnosis and Management of Rhinitis. Allergy 49 (Suppl 1), 1994

[160] Jores A, Frees J. Dtsch Med Wschr 63:962, 1937

[161] Bochnik HJ. Acta Med Scand Suppl 307:142, 1955
[162] Hildebrandt G. Arch physik Ther 9:292, 1957
[163] Pöllmann L. Dtsch zahnärztl Z 32:180, 1977
[164] Lemmer B. Z Rheumatol 50 (Suppl 1):49, 1991
[165] Reinberg A, Reinberg M-A. Naunyn-Schmiedeberg's Arch Pharmacol 297:149, 1977
[166] Lemmer B, Wiemers R. Chronobiol Int 6: 157, 1989
[167] Pöllmann L. Myoarthropathien – Beurteilung und Behandlung von Kiefergelenksbeschwerden in der Praxis. A Hüthig Verlag, Heidelberg, 1983
[168] Lutsch EF, Morris RW. Science 156:100, 1967
[169] Bruguerolle B, Jadot G, Valli M, Bouyard L, Bouyard P. J Pharmacol (Paris)13:65, 1982
[170] Lemmer B, Mattes A, Böhm M, Ganten D. Hypertension 22:97, 1993
[171] Pöllmann L, Hildebrandt G. Therapiewoche 32:2214, 1982
[172] Strempel H. Dtsch Ärzteblatt 78:2017, 1981
[173] StrempelH. I interdiscpl Cycle Res 8:276, 1977
[174] Clench J, Reinberg A, Dziewanowska Z, Ghata J, Smolensky MH. Eur J Clin Pharmacol 20:359, 1981
[175] Rao BR, Rambhau D, Rao VVS. Chronobiol Int 10:137, 1993
[176] Simon L, Hérisson P, LeLouarn C, Lévi F. Trib Med Suppl 1 :43, 1982
[177] Kowanko IC, Pownall R, Knapp MS, Swannell AJ, Mahoney PGC. Brit J Clin Pharmacol 11:477, 1981
[178] Harkness JAL, Richter MB, Pamayi GS, Van DePete K, Unger K, Pownall R, Geddawi M. Brit Med J 284:551, 1992
[179] Kowanko ICR, Knapp MS, Pownall R, Swannwl AJ. Ann Rheum Dis 41:453, 1982
[180] Bellamy N, Sothern RB, Campbell J. J Rheumatol 17:364, 1990
[181] Bornschein RL, Crockett RS, Smith RP. Pharmac Biochen Beh 6:621, 1977
[182] Frederickson RCA, Burgis V, Edwards JD, Science 198:756, 1977
[183] Wesche DL, Frederickson RCA. Life Sci 29:2199, 1981
[184] Kumar MSA, Chen CL, Sharp DC, Liu JM, Kalra PS, Kalra SP. Neuroendocrinology 35:28, 1982
[185] Walker GH, Mash D. In Toward Chronopharmacology (Takahashi R, Halberg F, Walker CA, eds), Pergamon Press, Oxford New York, p94, 1982
[186] Auvil-Novak SE, Novak RD, Smolensky MH, Kavavagh JJ, Kwan JW, Wharthon JT. Annu Rev Chronopharmacol 5:343, 1988
[187] Vanier MC, Labrecque G, Lepage-Savary D. Proc 5 th Int Conf Biol Rhythmus & Medications, Amelia Island, Abstr XIII-8, 1992
[188] Labrecque G, Karzazi M, Vanier M-C. In: Redfern P, Lemmer B (eds). Physiology and Pharmacology of Biological Rhythms. Handbook of Experimental Pharmacology Vol 125, Springer Berlin-Heidelberg-New York, p 619, 1997
[189] Graves DA, Batenhorst RL, Bennett JG, Wettsetein WO, Griffen BD, Wright BD, Foster TS. Clin Pharm 2:49, 1983
[190] Gourla GK, Plummer JL, Cherry DA. Pain 61:375, 1995
[191] Nold G, Liefhold J, Kaiser R, Lemmer B. 5 th Int Conf Chronopharmacol & Chronotherapeut, Amelia Island, Florida, USA, Abstract XIII-2, 1992.
[192] Testa AJ. Über die Krankheiten des Herzens. JJ. Gebauer, Halle, p 35, 140, 1815
[193] Waters DD, Miller DD, Bouchard A, Bosch X, Théroux P. Am J Cardiol 54:61, 1984
[194] von Arnim T, Höfling B, Schreiber M. Brit Heart J 54:484, 1985
[195] Araki H, Koiwaya Y, Nakagaki O, Nakamura M. Circulation 67:995, 1983
[196] Hausmann D, Nikutta P, Hartwig C-A, Daniel WG, Wenzlaff P, Lichtlen PR. Z Kardiol 76:554, 1987
[197] Panza JA, Epstein SE, Quyyumi AA. N Engl J Med 325:986, 1991
[198] Mullen PE, Lightman S, Linsell C, McKeon P, Sever PS, Todd K. Psychoendocrinology 6:213, 1981
[199] Bursztyn M, Ginsberg G, Stessman J. Sleep 25:187, 2002
[200] Ridker PM, Manson JE, Buring JE, Muller JE, Hennekens CH. Circulation 82 :897,1990
[201] Andreotti F, Kluft C. Chronobiol Int 8:336, 1991

[202] Andreotti F, Manzoli A. Triggering of acute coronary Syndromes. In: Willich SN, Muller JE, eds. Kluwer Academic Publ, Dordrecht, Boston, London p 101, 1996

[203] Mukamal KJ, Muller JE, Maclure M, Sherwood JB, Mittleman MA. Am Heart J 140:438,2000

[204] Beauchemin K, Hayes P. J Royal Soc Med 91 :352, 1998

[205] Junker A, Mehilli J, Eberle R, Schmohl D, Szika H, von Arnim T. Z Kardiol 91(Suppl 1): P108, 2002

[206] Carson PA, O'Connor CM, Miller AB, Anderson S, Belkin R, Neuberg GW, Wertheimer JH, Frid D, Cropp A, Packer M. J Am Coll Cardiol 36:541, 2000

[207] Fries R, Heisel A, Nikoloudakis N, Jung J, Schäfers HJ, Schiffer H. Am J Cardiol 80:1487, 1997

[208] Passero S, Reale F, Ciacci G, Zei E. Stroke 31:1538, 2000

[209] Elliott WJ. Stroke 29:992, 1998

[210] Anlauf M, Baumgart P, Franz I-W, Middeke M, Schrader J, Schulte K-L. Dtsch Med Wschr 123:1426, 1998

[211] Zuther P, Witte K, Lemmer B. Blood Press Monit 1:347, 1996

[212] Zuther P, Lemmer B. Naunyn-Schmiedeberg's Arch Pharmacol, 367 (Suppl. 1). R 124, 2003

[213] Hartig V, Lemmer B. Naunyn-Schmiedeberg's Arch Pharmacol, 367 (Suppl. 1). R 113, 2003

[214] Lemmer B. In: From the Biological Clock to Chronopharmacology. Lemmer B (ed). medpharm Publ., Stuttgart, p91, 1996

[215] Portaluppi F, Montanari L, Massari M, DiChiara V, Capanna M. Am J Hypertens 4:20, 1991

[216] Middeke M, Lemmer B. Blood Press Monit 1:403, 1996

[217] Middeke M, Schrader J. Brit Med J 308:630, 1994

[218] Targiri J. Medicina compendaria, Fridericum Haringius, Lyon, p 662, 1698

[219] Hellwig, Christoph von (Valentin Kräutermann, Pseudonym). Curieuser und vernünftiger Urin-Artzt, welcher eines Theils lehret und zeiget, wie man aus dem Urin nicht allein die meisten und vornehmsten Kranckheiten ... erkennen, .. Anderen Theils, wie man auch aus dem Puls den Zustand des Geblüts, die Stärcke und Schwäche der Lebens-Geister, Ab- und Zunahme der Kranckheit ersehen. Beumelburg, J. J, Arnstadt, Leipzig, 3. Auflage, 134, 1738

[220] de Bordeu, Théophile. Recherches sur le pouls, de Bure l'ainé, Paris, p 471, 1756

[221] Lemmer B. Am J Hypertens 337, 1995

[222] Carvalho MJ, vandenMeiracker AH, Boomsma F, Lima M, Freitas J, intVeld AJM, deFreitas AF. Hypertension 35:892, 2000

[223] Portaluppi F, Cortelli P, Avoni P, Vergnani L, Contin M, Maltoni P, Pavani A, Sforza E, degli Uberti EC, Gambetti P, Lugaresi E. Hypertension 23:569, 1994

[224] Lemmer B, Saller R. Naunyn-Schmiedeberg's Arch Pharmacol 282: 75, 1974.

[225] Lemmer B, Saller R. Naunyn-Schmiedeberg's Arch Pharmacol 282: 85, 1974.

[226] Schiffer S, Pummer S, Witte K, Lemmer B. Chronobiol Int 18:461; 2001.

[227] Lemmer B, Saller R. Naunyn-Schmiedeberg's Arch Pharmacol 282: 85; 1974.

[228] Lemmer B, Winkler H, Ohm T, Fink M. Naunyn-Schmiedeberg's Arch Pharmacol 330: 42, 1985.

[229] Lemmer B, Lang P-H, Schmidt S, Bärmeier H. J Cardiovasc Pharmacol 10: 138, 1987.

[230] Witte K, Parsa-Parsi R, Vobig M, Lemmer B. J Mol Cell Cardiol 27:1195, 1995.

[231] Witte K, Lemmer B. Chronobiol Int 12:237, 1995

[232] Mullins JJ, Peters J, Ganten D. Nature 344:541, 1990

[233] Witte K., Schnecko A, Buijs RM, van der Vliet J, Scalbert E, Delagrange P, Guardiola-Lemaitre B, Lemmer B. 15:135, 1998

[234] Hauptfleisch S, Lemmer B. Naunyn Schmiedeberg's Arch Pharmacol. 363 (Suppl): R 17, 2001

[235] Lemmer B, Hauptfleisch S, Witte K. Brain Res 883:250, 2000

[236] Lemmer B, Witte K, Enzminger H, Schiffer S, Hauptfleisch S. Chronobiol Int, 20: 711, 2003

[237] Kerkhof GA, VanDongen HPA, Bobbert AC. Amer J Hypertens 11:373, 1988

[238] Kräuchi K, Wirz-Justice A. Am J Physiol 267:R819, 1994

[239] van Dongen HPA, Maislin G, Kerkhof GA. Chronobiol Int 18:85, 2001

[240] Lemmer B, Kern R, Nold G, Lohrer H. Chronobiol Int 19:743, 2002

[241] Langner B, Lemmer B. Eur J Clin Pharmacol 33:619, 1988

[242] Sundberg S, Luurila OJ, Kohvakka A, Gordin A. Eur J Clin Pharmacol 40:435, 1991

[243] Quyyumi AA, Wright C, Mockus L, Fox KM. Br Med J 289:951, 1984

[244] Pickering TG, Levenstein M, Walmsley P for the HALT study group. Am J Hypertens 7:844, 1994

[245] Lemmer B, Nold G, Blood Press Monit 8: 119, 2003

[246] Lemmer B, Lüders S, Schrader J, Manfredini R, Portaluppi F, Nold G, Zuther P. Naunyn-Schmiedeberg's Arch Pharmacol, 367 (Suppl. 1). R 113, 2003.

[247] Mengden T, Binswanger B, Gruene S. J Hypertens 10(Suppl. 4):S136, 1992

[248] Nold G, Strobel G, Lemmer B. Blood Press Monit 3:17, 1998

[249] Fogari R, Malocco E, Tettamanti F, Tettamanti F, Gnemmi AE, Milani M. Br J Clin Pharmac 35:51, 1993

[250] Greminger P, Suter PM, Holm D, Kobelt R, Vetter W. Clin Investig 72:864, 1994

[251] Meilhac B, Mallion JM, Carre A, Chanudet X, Poggi L, Gosse P, Dallochio M. Thérapie 47:205, 1992

[252] Umeda T, Naomi S, Iwaoka T, Inoue J, Sasaki M, Ideguchi Y, Sato T. Hypertension 23 (Suppl 1):I 211, 1994

[253] van Montfrans GA, Schelling A, Buurke EJ et al.. J Hypertens 16 (Suppl 9): S 15, 1998

[254] Portaluppi F, Vergnagi L, Manfredini R, Degli Umberti EC, Fersini C. Am J Hypertens 8:719, 1995

[255] Lemmer B, Lüders S, Nold G, Schrader J, Manfredini R, Portaluppi F. Am J Hypertens 15: 109, 2002

[256] Lemmer B. Blood Press Monit 1:161, 1996

[257] Lemmer B. In: White WB (ed) Cardiovascular Chronobiology and Variability in Clinical Research and Clinical Practice. Humana Press, Totowa, NJ, pp 255, 2000.

[258] Lemmer B. Emirates Med J 20: 267, 2002

[259] Palatini P, Mos L, Motolese M, Mormino P, DelTorre M, Varotto L, Pavan E, Pessina AE. Int J Clin Pharmacol Ther Toxicol 31:295, 1993

[260] Witte K, Weiser K, Neubeck M, Mutschler E, Lehmann K, Hopf R, Lemmer B. Clin Pharmacol Ther 54:177, 1993

[261] Palatini P, Racioppa A, Raule G, Zaninotti M, Penzo M, Pessina AC. Clin Pharmacol Ther 52:378, 1992

[262] Myburg DP, Verho M, Botes JH, Erasmus TP, Luus HG. Curr Ther Res 56:1298, 1995

[263] Morgan T, Anderson A, Jones E. J Hypertens 15:205, 1997

[264] Kario K, Matsuo T, Kobayashi H, Imiya M, Matsuo M, Shimada K. Hypertension 27:130, 1996

[265] Watanabe N, Imai Y, Nagai K, Tsuji I, Satoh H, Sakuma M, Sakuma H, Kato J, Onodera-Kikushi N, Yamada M, Abe F, Hisamichi S, Abe K. Stroke 27:1319, 1996

[266] Uzu T, Kimura G. Circulation 100:1635, 1999

[267] Yasue H, Omote S, Takizawa A, Nagao M, Miwa K, Tanaka S. Circulation 59:938, 1979

[268] Joy M, Pollard CM, Nunan TO. Brit Heart J 48:156, 1982

[269] Kostis JB. Am J Cardiol 62:1171, 1988

[270] Deedwania PC, Carbajal EV, Nelson JR, Hait H. J Am Coll Cardiol 17:963, 1991

[271] Mulcahy D, Cunningham D, Crean P, Wright C, Keegan J, Quyyumi A, Park A, Fox K. Lancet II:755, 1988

[272] Imperi GA, Lambert CR, Coy K, Lopez L, Pepine CJ, Shepard C. Am J Cardiol 60:519, 1987

[273] Egstrup K. Am Heart J 122:648, 1991

[274] Andrews TC, Fenton T, Toyosaki N, Glasser SP, Young PM, A, MacCullum G, Gibson RS, Shook TL, Stone PH. Circulation 88:92, 1993

[275] Muller JE, Stone PH, Turi ZG, Rutherford JD, Czeisler CA, Parker C, Poole WK, Passamani E, Roberts R, Robertson T, Sobel BE, Willerson JT, Braunwald E. N Engl J Med 313:1315, 1985

[276] Willich SN, Linderer T, Wegscheider K, Leizorovicz A, Alamercery I, Schröder R. Circulation 80:853, 1989

[277] Woods KL, Fletcher S, Jagger C. Br Heart J 68:458, 1992

[278] Lemmer B, Witte K. In: Triggering of Acute Coronary Syndromes: Implications for Prevention, Willich SN, Muller JE (eds), Kluwer Academic Publ, Dordrecht, Niederlande, pp 295, 1995

[279] Lemmer B, Witte K. Biologische Rhythmen und kardiovaskuläre Erkrankungen. Uni-Med, Bremen, 2000

[280] Lemmer B, Witte K. Biologische Rhythmen und kardiovaskuläre Erkrankungen. Uni-Med, Bremen, 2. Auflage, 2004

[281] Parmley WW, Nesto RW, Singh BN, Deanfield J, Gottlieb SO. J Am Coll Cardiol 19:1380, 1992

[282] Nesto RW, Phillips RT, Kett KG, McAuliffe LS, Roberts M, Hegarty P. Am J Cardiol 67:128, 1991

[283] Deedwania PC, Pool PE, Thadani U, Eff J. Am J Cardiol 80:421, 1997

[284] Wortmann A, Bachmann K. Chronobiol Int 8:339, 1991

[285] McLaren M, Kirk G, BoltonSmith C, Belch JJF. Int Angiol 19:351, 2000

[286] Brennan PJ, Greenberg G, Miall WE, Thompson SG. Brit Med J 285:919, 1982

[287] Hartig V, Lemmer B. Naunyn-Schmiedeberg's Arch Pharmacol, 367 (Suppl. 1). R 113, 2003.

[288] Decousus HA, Croze M, Levi FA, Jaubert JG, Perpoint BM, DeBonadonna LF, Reinberg A, Queneau PM. Br Med J 290:341, 1985

[289] Mismetti P, Reynaud J, Tardy-Poncet B, Laporte-Simitsidis S, Scully M, Goodwyn C, Queneau P, Decousus H. Thromb Haemost 74:660, 1995

[290] Goldhammer E, Kharash L, Abinader EG. Postgrad Med J 75:667, 1999

[291] Kono T, Morita H, Nishina T, Fujita M, Hirota Y, Kawamura K, Fujiwara A. J Am Coll Cardiol 27:774, 1996

[292] Fujita M, Araie E, Yamanshi K, Miwa K, Kida M, Nakajima H. Am J Cardiol 71:1369, 1993

[293] Brubaker RF. Invest Ophthalmol Visual Sci 32:3145, 1991

[294] Henning N, Norpoth L. Dtsch Arch Klin Med 172:558, 1932

[295] Moore JG, Englert E. Nature 226:1261, 1970

[296] Keller J, Layer P. J Appl Physiol 93:592, 2002

[297] Moore JG. In: Lemmer B. (ed) From the Biological Clock to Chronopharmacology. medpharm Publ. Stuttgart, pp 129, 1996

[298] Moore JG.; Halberg, F. Digest Dis Sci 31:1185, 1986

[299] Illingworth CFW, Scott LDW, Jamieson RA. Brit Med J 2: 617, 1944

[300] Moore JG, Merki H. In: Redfern P, Lemmer B (eds) Physiology and Pharmacology of Biological Rhythms. Handbook of Experimental Pharmacology Vol 125, Springer Berlin-Heidelberg-New York, pp351, 1997

[301] Sanders SW, Büchi KN, Moore JG, Bishop AL. Clin Pharm Ther 46:545, 1989

[302] Merki HS, Halter F, Wildersmith CH. Gastroenterology 105:748, 1993

[303] Merki HS, Witzel L, Kaufmann D, Kempf M, Neumann J, Rohmel J, Walt RP. Gut 29:453, 1988

[304] Maleev A, Terziiavanov D, Kostova N, Skrinska E, Belovezhdov N, Budevsky O. In: Clinical Chronopharmacology, Lemmer B, Hüller H (eds), Zuckschwerdt-Verlag, München Bern Wien San Francisco, pp155, 1990

[305] Jamali F, Thomson ABR, Kirdeikis P, Tavernini M, Zuk L, Marriage B, Simpson I, Mahachai V. J Clin Pharmacol 35:1071, 1995

[306] Merki HS, Witzel L, Harre K, Scheuerle E, Neumann J, Rohmel J. Gut 28:451, 1987

[307] Sanders SW, Tolman KG, Greski PA, Jennings DE, Hozos PA, Page JG. Aliment Pharmacol Ther 6:359, 1992

[308] Prichard PJ, Yeomans ND, Mihaly GW, Jones DB, Buckle PJ, Smallwood RA, Louis WJ. Gastro-enterology 88:64, 1885

[309] Patel N, Ward U, Rogers MJ, Primrose JN. Aliment Pharmacol Ther 6:381, 1992

[310] Moore JG, Goo RH. Chronobiol Int 4:111, 1987;

[311] Nold G, Drossard W, Lehmann K, Lemmer B. Biol Rhythm Res 26:428, 1995

[312] Griffiths GM, Fox JT. Lancet II:409, 1938

[313] Medicus FC. Geschichte Periode haltender Krankheiten, GL Maclot, Frankfurt Leipzig, 1794

[314] Köhler W, Pflug B. In: Chronobiologie und Chronopharmakologie, Pflug B, Lemmer B (eds). G Fischer Verlag, Stuttgart New York, pp81, 1989

[315] Rosenthal NE, Lewy AJ, Wehr TA, Kern HE, Goodwin F. Psychiatry Res 8:25, 1983

[316] Müller O. In: Chronobiology; Scheving LE, Halberg F, Pauly JE (eds). Thieme Publ., Stuttgart, pp 187, 1974

[317] Nair V, Casper R. Life Sci 8:1291, 1969

[318] Nagayama H, Takagi A, Sakurai Y, Nishiwaki K, Takahashi R. Psychopharmacology 58 :49, 1978

[319] Nagayama H, Takagi A, Toteishi I, Takahashi R. Psychopharmacology 55:61, 1977
[320] Campbell A, Baldessarini RJ. Psychopharmacology 77:150, 1982
[321] Lemmer B, Berger T. Naunyn-Schmiedeberg's Arch Pharmacol 303:257, 1978
[322] Nakano S, Hollister LE. Clin Pharmacol Ther 33:453, 1983
[323] Smith DF. Int Pharmacopsychiat 8:99, 1973
[324] Hawkins R, Kripke DF, Janowsky DS. Psychopharmacology 56:113, 1978
[325] Groth U, Prellwitz W, Jähnchen E. Clin Pharmacol Ther 16:490, 1974
[326] Wehr TA, Wirz-Justice A. Pharmacopsychiatry 15:31, 1982
[327] Wirz-Justice A, Kafka MS, Naber D, Campbell C, Marangos PJ, Tamarkin L, Wehr TA. Brain Res 241:115, 1981
[328] Kafka MS, Wirz-Justice A, Naber D, Marangos J, O'Donohue TL, Wehr TA. Neuropsychbiology 8:41, 1982
[329] Naber D, Wirz-Justice A, Kafka MS, Tobler J, Borbély AA. Biol Psychiat 16:831, 1981
[330] Kripke DF, Wyborney VG. Life Sci 26:1319, 1980
[331] Nakano S, Watanabe H, Nagai K, Ogawa N. Clin Pharmacol Ther 36:271, 1984
[332] Nakano S, Watanabe H, Ogawa N. Clin Pharmacol Ther 27:274, 1980
[333] Ross FH, Sermons AL, Owasoyo JO, Walker CA. Experientia 37:72, 1981
[334] Wirz-Justice A. In: Lemmer B. (ed) From the Biological Clock to Chronopharmacology. medpharm Publ. Stuttgart, pp 189, 1996
[335] Ruhrmann S, Kasper S. Med Mo Pharm 15:293, 1992
[336] Wirz-Justice A.; Krauchi K, Graw P. Chronobiol Int 18:309, 2001
[337] Beauchemin KM, Hayes P. J Affect Dis 40:49, 1996
[338] von Mayersbach H. Arch Toxicol 36:185, 1976
[339] Halberg F, Halberg E, Barnum CP, Bittner JJ. Am Ass Adv Sci 55:803, 1951
[340] Lemmer B, Simrock R, Hellenbrecht D, Smolensky M H. In: Recent Advances in the Chronobiology of Allergy and Immunology, Pergamon Press, Oxford New York, pp 149, 1980
[341] Campos AE, Lujan M, Lopez E, Figueroa Hernandez JL, Rodriguez R. Proc West Pharmacol Soc 26 :101, 1983
[342] Matthews JH, Marte E, Halberg F. Can Anaesth Soc J 11:280, 1964
[343] Munson ES, Martucci RW, Smith RE. Anesthesiology 32:507, 1970
[344] Clayton DL, McMullen AW, Barnet CC. Chronobiologia 2:210, 1975
[345] Sauerbier I. In: Chronopharmacology, Lemmer B (ed). Marcel Dekker, New York Basel, p 683, 1989
[346] Scheving LE, von Mayersbach H, Pauly JE. J Eur Toxicol 7:203, 1974
[347] Scheving LE. In: Biological Rhythms in Structure and Function, von Mayersbach H, Scheving LE, Pauly JE (eds). AR Liss, New York, pp 39, 1981
[348] Scheving EL, Tsai TH, Feuers RJ, Scheving LA. In: Chronopharmacology, Lemmer B (ed). Marcel Dekker, New York Basel, p 317, 1989
[349] Smaaland R, Laerum OD, Lote K, Sletvold O, Sothern RB, Bjerknes R. Blood 77:2603, 1991
[350] Avery T, Cardoso SS, Venditti J, Goldin A. In: Chronopharmacology, Reinberg A, Halberg F (eds), Pergamon Press Oxford New York, pp 357, 1979
[351] Mormont C, Boughattas N, Lévi F. In: Chronopharmacology, Lemmer B (ed). Marcel Dekker, New York Basel, p 395, 1989
[352] Mormont MC, Levi F. Int J Cancer 70 :241, 1997
[353] Levi F. In: Lemmer B. (ed) From the Biological Clock to Chronopharmacology. medpharm Publ. Stuttgart, pp 147, 1996
[354] Hrushesky WJM. Science 228:73, 1985
[355] Hrushesky WJM. J Control Release 74:27, 2001
[356] Hrushesky WJM, von Roemeling R, Sothern RB. In: Chronopharmacology, Lemmer B (ed). Marcel Dekker, New York Basel, p 439, 1989
[357] Focan C. Cancer Chemother Pharmacol 3:197, 1979
[358] Focan C. Pharmac Ther 67:1, 1995
[359] Hrushesky WJM, Borch RF, Levi F. Clin Pharmacol Ther 32:330, 1982
[360] Hrushesky WJM. Science 228:73, 1985

[361] Mormont M-C, Levi F. In: www.hollandundfrei.com, visiting professor, 2000

[362] Mormont MC, Levi. Cancer 97 :155, 2003

[363] Koren G, Langevin AM, Olivieri N, Giesbrecht E, Zipursky A, Greenberg M. Am J Dis Child 144:1135, 1990

[364] Rivard GE, Infante-Rivard C, Hoyoux C, Champagne J. Lancet II :1264, 1985

[365] Harris BE, Song R, Soong SJ, Diasio RB. Cancer Res 50:197, 1990

[366] Metzger G, Massari C, Etienne MC, Comisso M, Brienza S, Touitou Y, Milano G, Bastian G. Clin Pharmacol Ther 56:190, 1994

[366] Winget CM, DeRoshia CW, Holley DC. Med Sci Sports Exerc 17:498, 1985

[367] Kern R-I. Jet-Lag im Hochleistungssport. Inauguraldissertation. Ruprecht-Karls-Universität Heidelberg, Mannheim, 1997

[368] Lemmer B, Kern R-I, Nold G, Lohrer H. Chronobiol Int 19:743, 2002

[369] Ehret CF. The Argonne anti-jet-lag diet. US Government Printing Office, pp 645, 1982

[370] Arendt J. New Engl J Med 343:1114, 2000

[371] Labrecque G, Reinberg A. In: Chronopharmacology, Lemmer B (ed). Marcel Dekker, New York Basel, p 545, 1989

[372] Moore JG. In: Chronopharmacology, Lemmer B (ed). Marcel Dekker, New York Basel, p 631, 1989

[373] Focan Chr. In: Chronotherapeutics, Redfern P (ed). Pharmaceutical Press, London Chicago, p 235, 2003

[374] Smolensky MH. Chronobiol. Int 16:539, 1999

Sachregister